# L'HARMONISATION ÉNERGÉTIQUE DU CORPS ET DE L'HABITAT

**Données de catalogage avant publication (Canada)**

Merle, Sophie

L'harmonitation énergétique du corps et de l'habitat : les techniques méridiennes et le feng shui à l'œuvre dans votre vie

ISBN 2-89436-122-X

1. Feng shui. 2. Énergie psychique. 3. Émotions. 4. Points d'acupuncture. I. Titre.

BF1779.F4M47 2005 133.3'337 C2005-940221-0

*Nous reconnaissons l'aide financière du Gouvernement du Canada par l'entremise du programme d'aide au développement de l'édition (PADIÉ) pour nos activités d'édition.*

*Nous remercions la Société de Développement des Entreprises Culturelles du Québec (SODEC) pour son appui à notre programme de publication.*

Révision linguistique :

Jocelyne Vézina et Sonia Aubin

Infographie :

Caron & Gosselin

Mise en pages :

Composition Monika, Québec

Éditeur :

Éditions Le Dauphin Blanc
C.P. 55, Loretteville, Qc, G2B 3W6
Tél. : (418) 845-4045 – Fax (418) 845-1933
Courriel : *dauphin@mediom.qc.ca*

ISBN 2-89436-122-X

Dépôt légal :

1er trimestre 2005
Bibliothèque nationale du Québec
Bibliothèque nationale du Canada



Imprimé au Canada

Sophie Merle

# L'HARMONISATION ÉNERGÉTIQUE DU CORPS ET DE L'HABITAT

*Les techniques méridiennes*
*et le Feng Shui à l'œuvre dans votre vie*

Le Dauphin Blanc

## Du même auteur :

*EFT – Technique énergétique pour la santé, l'épanouissement affectif et la plénitude matérielle*, Éditions de Médicis, 2004.

*Chassez votre phobie du bout des doigts*, Éditions du Soleil, 2004 (*www.editions-du-soleil.com*).

*Le bonheur*, Éditions du Soleil, 2004 (*www.editions-du-soleil.com*).

*FENG SHUI – L'outil de l'harmonie pour réussir sa vie*, Éditions du Rocher, 1999.

*Le Guide Magique du Tarot Divinatoire : 9240 combinaisons interprétées*, Éditions du Rocher, 1998.

*Marvelous Feng Shui*, Workbook USA, 1997.

Pour les Éditions VIVEZ SOLEIL l'auteur a effectué la traduction de l'ouvrage : *Le Guide Pratique du Feng Shui*, 1998.

Vous pouvez vous tenir au courant des derniers développements dans le domaine des thérapeutiques énergétiques en vous abonnant gratuitement au mensuel cybernétique de l'auteur :

**« Santé et plénitude par le cheminement énergétique »**

*www.sophiemerle.com*

Pour joindre l'auteur : *sophie@sophiemerle.com*

# Notice importante

Bien que la plupart des gens obtiennent des résultats remarquables avec EFT (Emotional Freedom Techniques), et bien qu'EFT n'ait jamais causé de dommage à personne depuis sa création, Sophie Merle, auteure du présent ouvrage, son éditeur, les Éditions Le Dauphin Blanc, et Gary Craig, créateur d'EFT, ne peuvent vous garantir qu'EFT, encore à un stade expérimental, réponde à vos attentes ni que la technique soit facile d'utilisation. Vous êtes prié de consulter votre médecin traitant avant d'entreprendre EFT en cas de troubles physiques et/ou émotionnels graves ou si vous avez le moindre doute sur votre santé. Il est important de ne pas arrêter une prise de médicaments sans l'avis de votre médecin traitant. Le propos d'EFT n'est pas de venir se substituer au suivi d'une thérapeutique en cours, mais d'y coopérer en vue de faciliter un bien-être optimal. Les Éditions Le Dauphin Blanc, Gary Craig et Sophie Merle ne sont en aucun cas responsables de votre utilisation d'EFT – Emotional Freedom Techniques ou de toutes conséquences qui découleront, directement ou indirectement, de l'utilisation d'une telle technique.

*À Gary Craig,*
*en profonde gratitude*

# Remerciements

Mes remerciements s'adressent tout d'abord à Gary Craig, le créateur d'EFT-Emotional Freedom Techniques, pour son humour et sa bonté. Toujours disponible, drôle, il se voue aux autres avec une générosité devenue proverbiale. À ce propos, dès que je lui ai fait part de mon désir de présenter EFT, en accompagnement du travail d'harmonisation des habitats par le Feng Shui, il m'a aussitôt dit de puiser largement dans son manuel et dans le riche patrimoine de ses nombreuses vidéos. Ce que j'ai d'ailleurs fait sans la moindre vergogne afin de vous montrer EFT d'une manière aussi proche que possible de la sienne.

Je tiens aussi à remercier Geneviève Bally de tout mon cœur. Elle m'a été d'une aide incomparable dans les corrections de ce livre. Remettant inlassablement son chapeau au mot « côté », rectifiant mes nombreuses erreurs de participes passés, sans compter toutes les fautes d'étourderie, je lui dois une immense reconnaissance pour son temps, sa gentillesse, sa patience et ses bonnes connaissances grammaticales. Et pour l'illustration des points EFT, je remercie aussi, très chaleureusement, son fils, Fabrice Gagos. Eux en France, moi aux États-Unis, c'est par Internet que nous avons collaboré.

Cet outil phénoménal de communication me conduit à remercier Richard Ross, le D^re^ Patricia Carrington, Steve Wells,

Dr David Lake, Dayawanti D'sa (Dayu), Lyn Keller, Don Elium, Larry Nims, Joan Sotkin, Betty Moore-Hafter, Gwenn Bonnell et Tapas Flemming pour la qualité de leur enseignement (la manière de les joindre se trouve dans la bibliographie).

Je remercie aussi Carol Morgan pour une amitié fidèle de plusieurs années sans que l'on se soit jamais rencontrées autrement que sur Internet. Toutes deux passionnées par les procédures des soins émotionnels, expédiant l'une à l'autre ses dernières trouvailles, nous cheminerons ensemble pendant longtemps encore.

Ma gratitude se tourne une fois de plus en direction de Terah Kathryn Collins pour m'avoir donné la confiance de me lancer professionnellement dans le Feng Shui. Je remercie aussi mes autres professeurs, Lillian Too en particulier, pour son extraordinaire vitalité et la splendeur de ses nombreux ouvrages sur le Feng Shui.

Et pour finir, je tiens tout particulièrement à remercier Pierrette Dotrice, écrivaine de grand talent, qui m'a introduite auprès de Alain Williamson, fondateur des éditions Le Dauphin Blanc et pionnier audacieux.

# Introduction

Un renouveau extraordinaire vient de se produire dans le domaine de l'épanouissement personnel, par l'arrivée d'une nouvelle technique de soins émotionnels, aussi étonnante qu'efficace, nommée EFT – Emotional Freedom Techniques (techniques de libération émotionnelle). Cette procédure s'incorpore à merveille au Feng Shui qu'elle complète de manière remarquable.

Pour ceux qui ne savent pas encore ce qu'est le Feng Shui (fong-chouai), il s'agit d'une science naturelle très ancienne, d'origine chinoise, utile au maintien harmonieux de nos lieux de résidence afin d'y engendrer une énergie propice au bien-être et à la prospérité. Le Feng Shui a fait son entrée en Occident il y a près de vingt ans, lors de la parution d'ouvrages enfin écrits dans nos langues. Il connaît, depuis, une vague de popularité qui s'étend à peu près partout dans le monde.

Professionnelle du Feng Shui depuis de nombreuses années, j'ai souvent eu la possibilité d'observer ses bienfaits de très près, mais j'avoue avoir été longtemps intriguée par l'inégalité des résultats. En effet, je m'étonnais de voir des changements spectaculaires transformer la vie de certains alors que d'autres continuaient à lutter sans relâche contre les sempiternels mêmes problèmes. Me sentant responsable de ces échecs, je cherchais à en percer la cause dans l'environnement des gens, ignorant qu'il aurait mieux valu aller la chercher au fond d'eux-mêmes, ce qu'EFT m'a révélé. J'ai ainsi réalisé que pour profiter pleinement du Feng Shui, il fallait être fin prêt à voir sa vie se transformer comme nous le prétendons ouvertement.

Ce n'est évidement pas par plaisir si nous restons indéfiniment au même point, mais à cause d'un phénomène curieux qui rend toute progression impossible, notamment dans des domaines particuliers de notre vie tels que l'affectif ou le financier. Comme si un bâton venait toujours se mettre en travers de nos roues. Le manque de chance n'a pourtant rien à y voir, bien au contraire, car les événements fâcheux servent à nous protéger. Ils viennent déjouer nos meilleurs plans d'avancement en raison d'une puissante opposition intérieure inconsciente nommée « inversion psychologique » dans le langage d'EFT.

Une inversion psychologique sert de sentinelle au statu quo. À l'affût du moindre écart, elle nous empêche, et par tous les moyens possibles, de modifier des décisions que nous avons prises pour assurer notre bien-être, voire notre survie. Prenant davantage de vigueur chaque fois que nous essayons de lutter contre lui, ce sont ces éléments protecteurs qui nous clouent sur place, malgré nos plus puissants désirs de changement. Nous pensons que les circonstances extérieures y sont pour quelque chose alors que seul est responsable notre subconscient, dépositaire de toutes nos résolutions passées. Meneur de jeu, c'est lui qui tient les ficelles et rien ne peut s'accomplir sans son accord.

Nous avons néanmoins l'habitude de nous culpabiliser dès que les choses ne vont pas comme prévu ou de nous en prendre aux autres sans voir qu'au fond de nous repose la cause de nos prétendues défaites. Échecs qui ne servent qu'à empêcher certaines choses de se produire parce qu'elles iraient à l'encontre de nos désirs inconscients. Se dire qu'on aurait pu mieux faire dans une situation donnée, n'est qu'une perte de temps et d'énergie. En vérité, nous faisons toujours de notre mieux selon nos capacités du moment puisées dans un potentiel de ressources entièrement gérées par notre subconscient.

EFT a été conçu par Gary Craig au tout début des années quatre-vingt-dix, nous offrant dès lors les moyens de résoudre des problèmes émotionnels et souvent physiques aussi, quasiment insolubles autrement. La théorie de base d'EFT, sur laquelle repose l'entière réussite de la technique est la suivante : « Toutes les émotions négatives proviennent d'une perturbation dans le système énergétique du corps. » Une régulation du flot énergétique va donc nous faire retrouver l'aisance du corps et de l'esprit. C'est un concept inédit qui tient compte de l'individu dans son intégralité et qui facilite grandement sa guérison aussi.

Avec EFT, l'harmonieuse circulation de l'énergie se rétablit par la stimulation des méridiens, chemins que l'énergie emprunte pour se mouvoir à travers notre organisme. Ce travail énergétique s'accomplit en tapotant légèrement certains endroits sur le visage, sur le haut du corps et sur les mains, tout en portant son attention sur l'émotion ou l'inconfort physique que l'on cherche à faire disparaître.

Comme les méridiens sont stimulés en les tapotant du bout des doigts, EFT est aussi connu sous l'appellation de « technique de *tapping* ». Je préfère conserver le mot *tapping* dans ce texte plutôt que de le remplacer par *frapper* ou *taper*, ces mots français n'inspirant pas, à mon sens, la douceur inhérente au procédé.

Vous découvrirez qu'EFT vous donne non seulement le droit de ressentir à fond toutes vos pensées négatives, mais que c'est l'expédient qui permet leur dissolution au cours des séances de *tapping*. Et quel soulagement après s'être essayé à l'exercice mythique de la « pensée positive », une fastidieuse gymnastique de l'esprit, bien souvent inutile ! « Penser positif » ne devrait demander aucun effort mental puisque nous sommes tous des êtres positifs et harmonieux à l'état naturel. Ce qui nous rend « négatifs », avec tous les problèmes que cela occasionne dans notre vie et celle des autres, provient de déséquilibres énergétiques qu'il suffit de supprimer pour redevenir naturellement « positifs ». En outre, lorsque nous éprouvons des émotions jugées négatives, ces sentiments apparaissent pour nous annoncer qu'une partie de nous-mêmes a besoin d'attention affective. Ce n'est donc pas en lui intimant l'ordre de se taire qu'on peut la calmer. Nous ne faisons ainsi qu'attiser sa révolte jusqu'au point d'empoisonner toute notre existence.

Le Feng Shui et EFT sont faits pour s'entendre car leurs bases reposent sur une notion identique de l'univers et de sa création, une étendue infinie où tout ce qui existe de visible ou d'invisible n'est que pure énergie, y compris tous nos problèmes dans la vie. Une seule et unique énergie qui passe d'un état à l'autre sans jamais s'exprimer deux fois de la même manière et qui relie le Tout au Tout dans un ensemble sous-jacent intimement uni. Bien que nous ne puissions pas observer cette réalité sans outillage spécialisé, c'est une importante vue de notre monde à garder en mémoire lorsqu'on pratique le Feng Shui et EFT.

Pour conserver ses fonctions créatrices intactes, l'énergie doit pouvoir circuler librement, au rythme qui lui convient. Or, des blocages surviennent fréquemment. Dans nos maisons, ce sont des meubles qui gênent sa progression, des couleurs qui l'épuisent, des éléments divers qui la meurtrissent. Et dans nos corps, ce sont tous ces noyaux énergétiques, formés à partir de peines impossibles à digérer qui viennent bloquer son harmonieuse circulation. EFT permet de supprimer ces états intérieurs douloureux, laissant au Feng Shui le soin de produire une énergie ambiante vigoureuse, riche en substances vitales indispensables à notre bien-être, puisque nous puisons nos ressources énergiques dans notre environnement.

Comme les amis que nous fréquentons ou la nourriture que nous absorbons, nous choisissons nos lieux de résidence, en fonction du confort émotionnel qu'ils nous apportent. Des êtres chers aux objets les plus insignifiants, tout ce qui fait partie de notre quotidien révèle notre cheminement intérieur. Et notre habitation mieux encore, où nos joies comme nos peines s'étalent au grand jour, sans aucune retenue. Notre façon très particulière de nous installer quelque part témoigne de la qualité de notre vie, dans un langage symbolique que le Feng Shui nous permet de décoder et de modifier en cas de besoin. Une union heureuse, une santé florissante s'y reflètent aussi nettement qu'un manque d'amour ou de vitalité. L'organisation de l'espace, le placement des meubles, les choix décoratifs, non seulement décrivent clairement la marche de nos affaires, mais les retiennent captives dans leurs conditions actuelles. Un fait par ailleurs souhaitable lorsque tout va bien.

Le Feng Shui nous aide à créer des espaces de vie remplis à ras bord d'énergie vitale afin que nous puissions fonctionner au mieux de nos capacités, exploitant à fond notre immense potentiel créatif. Cependant, nous ne sommes pas toujours aptes à suivre les directives du Feng Shui. Pour des raisons plus ou moins plausibles, il y a des modifications que nous sommes incapables d'exécuter. Et comme par hasard, ce sont justement ces corrections qui seraient à même d'améliorer les aspects de notre vie qui en ont le plus besoin. Coïncidences malheureuses ou défenses intérieures à l'œuvre ? Misons sur ces dernières, car ce sont elles qui réduisent nos possibilités d'action.

Vous trouverez, dans la partie de cet ouvrage consacrée au Feng Shui, les instructions nécessaires pour créer un excellent flot énergétique à travers votre demeure. Ce sont des règles qui s'appliquent aussi bien chez soi que partout ailleurs. Pleines de bon sens, vous les retiendrez facilement. Vous apprendrez comment établir l'équilibre du Yin et du Yang, comment effectuer un assemblage harmonieux des cinq éléments, et comment utiliser le Bagua (ba-goua), un outil étonnant, servant à traiter l'énergie de neuf zones distinctes dans nos demeures, intimement liées aux principaux aspects de notre vie. Vous serez aussi informés des multiples petits détails qui font de nos habitations des endroits très agréables à vivre, et dont l'énergie a en outre la faculté de nous protéger. Plus que d'apporter une solution à nos problèmes, ce qu'EFT est le plus apte à nous fournir, le Feng Shui bien appliqué est un puissant rempart contre la malchance en général.

Dans ce livre, le cheminement proposé débute par l'apprentissage d'EFT ; vous devrez connaître la routine de *tapping* par cœur. Les explications sont longues pour que vous puissiez bien comprendre la marche à suivre, mais la séquence s'effectue en moins d'une minute. Et c'est toujours la même qui sert quelle que soit la variété infinie des problèmes. Ensuite, la place est au Feng Shui, accompagné d'EFT, dans les neuf chapitres consacrés aux secteurs du Bagua. Vous pourrez y faire votre choix parmi tous les enrichissements possibles de ces zones avec les instructions EFT liées aux domaines de la vie que chaque secteur représente.

Si vous avez la volonté de vous lancer dans la pratique du Feng Shui couplée à celle d'EFT, vos efforts seront largement récompensés. Vivant dans un lieu spécifiquement agencé pour vous porter bonheur, en même temps que libéré d'une multitude d'oppositions intérieures, vous verrez votre existence s'enrichir d'une manière profondément satisfaisante. Et vous n'aurez plus qu'à vous féliciter d'avoir su prendre les rênes de votre destinée !

# PREMIÈRE
# PARTIE

## ETF

*Emotional Freedom Techniques*
*Techniques de libération émotionnelle*

« **Toutes les émotions négatives proviennent d'une perturbation dans le système énergétique du corps.** » Cette courte phrase est le concept de base d'EFT, une découverte fondamentale qui bouscule évidemment les conventions de la psychologie traditionnelle.

Gary Craig, architecte et infatigable promoteur d'EFT, a créé un site très étendu sur le réseau Internet (*www.emofree.com*) où vous pouvez puiser une foule de renseignements sur EFT. En outre, il y offre un corpulent manuel gratuit ainsi que de nombreuses vidéos à des prix imbattables.

**Emotional Freedom Techniques** (EFT) est également connu sous les termes de médecine énergétique, de psychologie énergétique ou de thérapie des méridiens. Pour retrouver la santé physique, la pression sur certains points des méridiens du corps est pratiquée en Chine depuis plus de cinq mille ans, mais l'idée de les stimuler pour se libérer de traumatismes émotionnels, ou d'un ensemble de pensées restrictives, est relativement nouvelle.

Cette variante révolutionnaire a été découverte dans les années quatre-vingt par Roger Callahan, psychiatre en Californie. Il a d'abord nommé sa création « The Callahan Technique », puis « Thought Field Therapy (TFT) », appellation sous laquelle elle est connue aujourd'hui.

Gary Craig a été l'un de ses tout premiers élèves, déboursant une fortune colossale pour s'initier à la technique, très complexe et difficile à exécuter sans l'aide d'un praticien expérimenté. Gary Craig s'est employé à la rendre facilement accessible, non seulement en réduisant sa complexité, mais en offrant son apprentissage pour ainsi dire gratuitement.

Mise à part son efficacité, le côté vraiment séduisant d'EFT est la simplicité avec laquelle nous pouvons effectuer de profonds changements en cheminant tout seul. Cependant, et c'est très important, notez bien qu'il vaut mieux faire route avec un thérapeute professionnel en cas de problèmes émotionnels graves (ils sont maintenant très nombreux à utiliser EFT un peu partout dans le monde).

Les instructions données dans cet ouvrage ne visent qu'au soulagement de nos tensions de tous les jours telles qu'une peur de parler en public, une gêne financière, des relations affectives médiocres ou de petites douleurs physiques que l'on soigne à l'aspirine. Pour les états plus sérieux, le soutien d'un praticien expérimenté est souhaitable sinon absolument nécessaire.

Version psychologique de l'acupuncture, c'est par le réseau des méridiens du corps que l'on passe avec EFT pour régler nos problèmes. Les méridiens sont comme des fleuves qui transportent l'énergie à travers tout l'organisme. Il y en a quatorze liés à des états émotifs distincts. Le méridien de l'estomac, par exemple, produit une vive anxiété quand le mouvement harmonieux de l'énergie est perturbé (voir annexe V).

EFT exerce une action libératrice sur tous les chocs émotionnels que nous avons vécus au cours de notre existence, des plus bénins aux plus violents, ancrés depuis dans notre système énergétique sous forme de blocage d'énergie, escortés de nos peurs et croyances restrictives. Peu importe que le choc date d'hier ou qu'il soit très ancien, qu'il soit énorme ou menu, qu'il soit simple d'aspect ou très complexe, la bonne utilisation d'EFT permet, dans la plupart des cas, d'accéder au calme et de retrouver l'usage de ses moyens innés par la dissolution de ces blocages énergétiques.

Aux vues d'EFT, ce n'est pas la réminiscence d'un événement douloureux qui produit la souffrance émotionnelle même si le fait d'y penser y contribue. La détresse est due à une perturbation dans le système énergétique qui se met en route chaque fois que l'on pense à l'événement en question (ou à d'autres qui lui ressemblent). Si cet événement n'avait pas laissé de traces dans le système énergétique, son évocation ne produirait aucune réaction désagréable. Ce qui explique pourquoi certaines personnes reprennent rapidement le dessus à la suite d'un événement difficile, tandis que d'autres sont incapables de retrouver leur paix intérieure.

Ces dernières endurent un déséquilibre énergétique qui est la véritable cause de leurs tourments. Dès que le blocage d'énergie lié à l'événement se dissout, la détresse émotionnelle disparaît. Son souvenir cesse de faire impitoyablement souffrir. Sans blocages d'énergie et les turbulences qu'ils occasionnent dans le système énergétique, la pensée est neutre, entièrement dépourvue de charge émotive négative.

Toutes nos souffrances émotionnelles (avec leurs retombées physiques) ont pour cause un blocage d'énergie qui se traite à la source avec EFT, c'est-à-dire directement dans notre système énergétique. Il n'est plus question ici de revivre en mémoire des événements difficiles pour tenter d'y trouver un angle apaisant ni de *traverser* ses peurs pour les *conquérir*. Au contraire, dès qu'une turbulence émotionnelle se produit, on effectue une ou plusieurs rondes d'EFT qui vont dissoudre le blocage d'énergie, source du tumulte intérieur. C'est ainsi que l'on parvient à se défaire de ses problèmes, des pires phobies aux plus menus de nos soucis.

Un mot encore sur le subconscient avant de passer aux explications pratiques d'EFT afin de bien comprendre son utilité. Le subconscient est avant tout un allié. C'est un compagnon puissant que la nature nous a donné pour nous protéger. Mais nous avons perdu l'habitude de communiquer avec lui, jusqu'au point d'avoir oublié sa présence. De ce fait, nous lui avons laissé le soin de gouverner notre existence, même si son rôle n'est pas celui de maître mais de servant. Et bien qu'il continue de forger notre destinée en visant notre bien-être, les résultats sont là pour nous prouver qu'il est temps de reprendre notre place à l'avant.

Le subconscient règle notre conduite en fonction des conclusions, plus ou moins justes, que nous avons tirées des événements blessants de notre vie (afin qu'ils ne se reproduisent plus), mais il agit aussi en se fiant à nos assentiments passés, du temps où la communion était encore libre, c'est-à-dire à une époque de notre jeunesse où nous n'avions pas assez d'expérience pour bien juger les choses. Ayant gobé sans sourciller les pires mensonges et idioties, diktats assénés par des gens mal renseignés mais pleins d'autorité sur notre jeune existence, nous voici en possession d'un subconscient bien mal informé lui aussi.

Nous disposons ainsi d'une liste impressionnante de décrets et de croyances immuables, auxquels notre subconscient fait constamment référence pour nous maintenir sur la voie choisie. Et le plus curieux, c'est que la vie se charge toujours d'approuver nos résolutions. De cette manière, elle placera des gens mal intentionnés sur notre chemin après qu'on ait décrété ne plus pouvoir faire confiance à personne, justifiant nos prédictions sur l'honnêteté des gens. Si nous avions plutôt décidé d'augmenter notre vigilance à la suite d'une expérience déplaisante, c'est ce choix qui limiterait alors nos possibilités de rencontres blessantes avec des menteurs et des profiteurs. Qu'il soit bien ou mal articulé, notre subconscient suit nos ordres à la lettre. Mais la plupart du temps, ceux-ci réduisent nos options et, par conséquent, nos possibilités d'action.

Personne ne peut dire au juste où se trouve le subconscient dans notre corps, mais nous savons, depuis l'avènement des thérapies méridiennes, que tout ce qu'il contient est ancré dans notre système énergétique. De ce fait, c'est là où nous allons avec EFT pour renouer le contact, et reprendre un rôle dynamique et positif dans la conduite de notre existence. À ce sujet, les gens qui s'intéressent aux techniques de croissance personnelle en ont souvent exploré de très nombreuses, parvenant rarement aux résultats escomptés. Le motif? C'est qu'il y manque fréquemment un élément crucial: le travail d'épuration des ordres restrictifs donnés à son subconscient.

Rien ne nous empêche d'avoir tout ce que nous voulons dans l'existence, mis à part le frein qu'exerce notre subconscient en raison des consignes fixes que nous lui avons données. Ces instructions effacées, la voie est libre. Dès lors, il ne nous reste plus qu'à développer les talents endormis qui vont nous permettre de réaliser nos ambitions. Et nous en avons toutes les capacités. En fait, sans ces qualités qui ne demandent qu'à s'exprimer, nous ne serions même pas tentés de poursuivre les objectifs qui nous intéressent. EFT est un outil de choix pour éveiller ces ressources innées et découvrir toutes les joies que la vie nous réserve dès que nos barrières sont tombées.

## La routine de base d'EFT

La routine de base d'EFT consiste à tapoter légèrement du bout des doigts certains endroits facilement accessibles du visage et du corps, points d'intervention précis le long des méridiens, tout en gardant son attention fixée sur le problème que l'on désire résoudre. Les explications sont longues pour que vous puissiez bien comprendre le processus, mais la séquence s'apprend en un rien de temps. Et c'est la même pour tous les problèmes, aussi variés soient-ils. La routine complète comprend cinq étapes successives, précisément détaillées plus loin, suivie d'un exemple de session et d'un récapitulatif rapide.

### *1) La concentration*

Le fait de porter son attention sur une émotion négative, provoquée par un blocage d'énergie déjà ancré dans le système énergétique, sert à maintenir l'activité des turbulences jusqu'à dissolution du blocage. Sans la mise en place de cette cible précise, le *tapping* viserait le vide et il serait sans effet.

La nature est bien faite. Si toutes nos perturbations énergétiques opéraient en même temps, la vie ne serait plus tenable ! Ainsi, le mal des montagnes ne se fait sentir qu'en montagne ou lorsqu'on s'en remémore le souvenir, ce qui revient au même. Et la peur de se trouver enfermé dans un ascenseur ne s'exprime qu'en montant dedans ou en se représentant dans la situation.

Le blocage initial, source de toutes les perturbations subséquentes, s'installe dans notre système énergétique au moment d'un événement marquant, mais il peut aussi se produire quand l'histoire nous est racontée, voire quand on s'imagine qu'elle pourrait nous arriver.

Nous réagissons tous de manière différente aux choses. Ainsi, une balade en forêt accompagnée de la rencontre d'une bête inquiétante empêchera certaines personnes de retourner s'y promener à tout jamais, alors que d'autres apprécieront l'événement avec l'envie qu'il se reproduise à nouveau. La peur normale ressentie au moment du contact restera marquée dans le corps énergétique des premières personnes pour s'évaporer aussitôt chez les secondes.

Lorsque nous désirons remettre de l'ordre quelque part, nous allons directement au désordre qui s'y trouve pour ranger les choses. C'est pareil avec EFT. Il faut porter son attention sur ce que l'on veut nettoyer dans son système énergétique, sauf qu'ici les choses ne se voient pas mais elles se ressentent, comme un sentiment de culpabilité ou une douleur à l'épaule. Allez-y de bon cœur, vous avez enfin l'autorisation d'exprimer à fond tout ce qui vous dérange. Ce sont les sentiments réprimés qui nous blessent et qui font du mal aux autres, jamais les émotions que l'on ressent ouvertement.

Vous trouverez plus loin un recueil de formules négatives courantes qui vous aideront à mieux dénicher les vôtres. Mais que cette liste ne vous effraie pas ! EFT effectuera toujours son travail de nettoyage, même sans nom sur une émotion difficile ou sur une croyance restrictive, à condition de bien garder votre mal-être en vue durant la séquence de *tapping*. Il en va de même si l'émotion est trop forte, comme une grande honte ou un immense chagrin. Dans ce cas, ne vous laissez pas submerger par l'émotion, restez sur les bords, le plus éloigné possible. Ronde après ronde, vous pourrez vous rapprocher du problème, sans souffrances inutiles.

Puisqu'EFT soigne le système énergétique, il n'est jamais nécessaire de connaître les origines d'un problème ni de faire remonter des souvenirs trop pénibles à la surface, et encore moins de les revivre dans une narration douloureuse. Ce qui compte, c'est que votre subconscient sache de quel problème il s'agit, trop heureux d'avoir EFT pour vous en débarrasser.

### 2) *L'évaluation*

L'objectif d'EFT, c'est d'arriver à éliminer complètement une émotion douloureuse ou une souffrance physique. L'évaluation sert à estimer leur intensité avant chaque ronde de *tapping* de façon à pouvoir noter les progrès parcourus quand chacune est terminée. Dans le jargon d'EFT, cette étape d'évaluation se nomme : identifier les « unités subjectives de détresse » (Subjective Units of Distress ou SUD).

L'évaluation s'effectue sur une échelle de 0 à 10, le chiffre 10 indiquant une douleur émotionnelle ou physique intense et le 0 marquant sa disparition complète. Il est important d'évaluer le niveau de souffrance telle qu'on la ressent au moment de commencer la ronde de *tapping* et non pas en jugeant d'une intensité passée ni comment on espère se sentir plus tard. Le premier chiffre qui se présente à l'esprit est généralement le bon. Servez-vous de ce chiffre pour évaluer votre progression, même si vous doutez de sa justesse. D'une manière moins précise, vous pouvez aussi juger de l'intensité d'une souffrance en la qualifiant de « faible », « modérée » ou « forte ».

### *3) La mise en scène*

La mise en scène est une étape cruciale qui instruit le subconscient des changements profonds que l'on désire effectuer, car s'il n'est pas averti, il peut s'y opposer catégoriquement.

Lorsqu'on passe son temps à lutter contre les mêmes problèmes, c'est qu'ils sont étroitement liés à cette « inversion psychologique » déjà citée, censure exercée par le subconscient selon des directives que nous lui avons nous-mêmes données (sans nous en douter consciemment). De ce fait, une pénurie d'argent peut être due au désir de sanctionner un proche dont le bien-être dépend de nos gains ou pour s'empêcher soi-même de profiter de bienfaits que l'on croie immérités.

De cette façon, nous pouvons nous interdire à peu près tout plaisir. Il suffit de peu de choses, comme d'avoir préféré nous amuser plutôt que d'effectuer une tâche pesante pour qu'un grand sentiment de culpabilité nous habite. Une réprimande est capable de nous avoir fait si honte que l'on fuira dorénavant la plupart des agréments de la vie pour éviter de revivre une telle culpabilité. Cette décision formelle affectera tous les aspects de notre existence, à commencer par notre travail avec l'impossibilité de trouver un emploi réjouissant. Notre vie affective s'en trouvera forcément affectée aussi, sans joies à partager.

Ce sont ces censures qui nous gâchent l'existence en nous barrant l'accès aux choses que nous voulons et que la mise en scène d'EFT permet de neutraliser. Cette étape prépare le système énergétique en corrigeant les inversions de polarité qui font circuler l'énergie dans le mauvais sens, comme les piles d'une radio mises à l'envers l'empêchent de fonctionner proprement. Cette inversion de polarité n'est pas liée à tous nos blocages énergétiques, mais comme elle est souvent présente, son remède est toujours inclus dans la séquence de *tapping* d'EFT.

La mise en scène s'effectue en prononçant une phrase qui exprime spécifiquement l'émotion ou la douleur physique que l'on désire supprimer, tout en stimulant un point qui corrige la polarité énergétique. La phrase stipule que l'on s'accepte totalement malgré tous ses défauts, problèmes et manques dans la vie. Une affirmation qui arrête la lutte intérieure un moment, le temps d'effectuer une ronde libératrice de *tapping* sans l'interférence du subconscient. Pour une douleur, vous diriez « Je m'accepte complètement, même si j'ai cette douleur à l'épaule. » Quand l'acceptation de soi et de ses problèmes est difficile, et elle l'est pour bon nombre d'entre nous, il faut prendre cette étape d'EFT comme un jeu, sans trop se pencher sur la véracité de l'énoncé, en se souvenant que l'on fait invariablement de son mieux selon ses possibilités du moment.

La phrase se construit toujours de la même façon, il n'y a que le segment associé au problème qui change. En voici d'autres exemples : « Je m'accepte complètement, même si j'ai cette peur de monter dans un ascenseur », « Je m'accepte complètement, même si j'ai fait cette grave erreur au travail », « Je m'accepte complètement, même si je ressens cette jalousie envers ma sœur», «Je m'accepte complètement, même si j'ai ces kilos en trop», «Je m'accepte complètement, même si je fume des cigarettes», etc.

La phrase se répète trois fois de suite, de préférence tout haut, avec autant d'emphase que possible, en massant en rond (selon le sens des aiguilles d'une montre) le point «Sensible»ou en tapant vigoureusement le point «Karaté», en même temps que l'on porte son attention sur la douleur physique ou l'émotion exprimée dans la phrase.

Pour trouver le point Sensible, portez votre main à la base du cou à l'endroit où se tient le nœud d'une cravate. Descendez sur une dizaine de centimètres, puis cherchez ce point à gauche (ou à droite si vous préférez). Vous le trouverez quelque part dans cette zone. Certains peuvent ressentir une douleur assez vive en pressant dessus, d'autres presque rien. Cela dépend de l'engorgement du système lymphatique, car ce point n'est pas lié au réseau des méridiens.

Le point Karaté se trouve sur la tranche de la main, entre la base de l'auriculaire et le début du poignet; c'est l'endroit dont on se sert dans la pratique des arts martiaux pour trancher un objet d'un coup sec. On frappe ce point vigoureusement du plat des doigts de l'autre main.

Il est préférable de se servir du point Sensible, mais le point Karaté rétablit la polarité énergétique très efficacement aussi. Bien entendu, vous ignorerez le point Sensible si, pour la moindre raison, vous ne pouviez pas exercer une pression sur cette partie de votre corps. Dans ce cas, utilisez le point Karaté.

### *4) La ronde de tapping avec la phrase de «rappel»*

Immédiatement après l'étape de mise en scène qui sert à faire momentanément tomber les résistances intérieures, il faut commencer très vite la ronde de *tapping*, l'étape libératrice d'EFT.

Une ronde de *tapping* s'effectue en tapotant légèrement du bout de l'index et du majeur la série de points décrite plus loin, en répétant une courte phrase de rappel du problème, une fois seulement à chaque point. Ce rappel tient le subconscient en éveil sur le blocage particulier que l'on désire éliminer. Autrement dit, il tient la cible visiblement en place.

Ce rappel se compose du segment de la phrase de mise en scène relié au problème. Par exemple, pour une phrase telle que « Même si j'ai fait cette grave erreur au travail, je m'accepte complètement », le rappel sera « Cette grave erreur au travail ». Ce rappel se répète à chaque point d'intervention en gardant l'attention fixée sur l'émotion, tel qu'un sentiment de honte ou de colère, par exemple.

La ronde de *tapping* suit un mouvement descendant qui va du visage aux mains. Vous pouvez utiliser n'importe quelle main pour tapoter les points, voire changer de main en milieu de ronde et stimuler les points sur le côté du corps qui vous convient le mieux et même changer de côté en cours de route si vous en avez envie.

Il faut donner entre sept et dix petits coups (pas moins de cinq) sur chaque point d'intervention des méridiens, suivant la longueur de la phrase de rappel. Mais il ne faut pas compter les battements durant la séquence, ce qui ne ferait que gêner la concentration qui doit être dirigée sur le problème. Certains donnent de petits coups très rapides, d'autres beaucoup plus lents. Suivez votre rythme, sans frapper trop fort, juste assez pour stimuler les points.

Une ronde complète de *tapping* (il existe une version abrégée expliquée plus loin), se présente comme un sandwich : une ronde de *tapping*, la gamme du point Gamut, une autre ronde de *tapping*. Voici d'abord l'illustration des points :

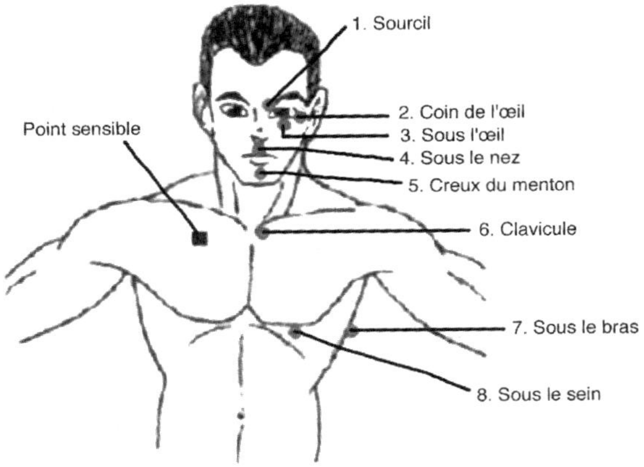


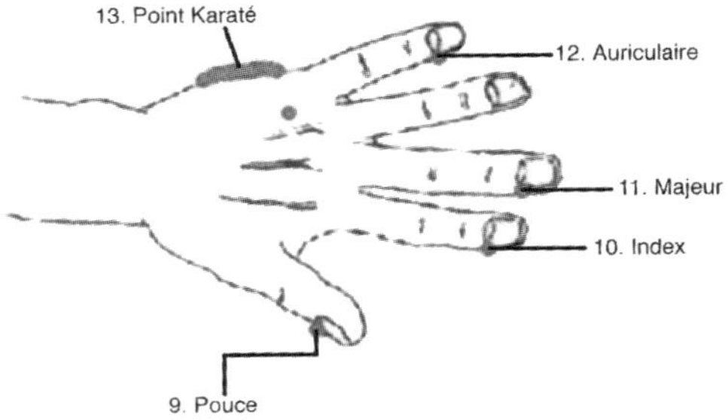


1. Sourcil : le point se trouve au début du sourcil du côté du nez.
2. Coin de l'œil : le point se trouve sur l'os de l'orbite à la fin du sourcil.
3. Sous l'œil : le point se trouve sur l'os de l'orbite à la verticale de la pupille quand on regarde droit devant soi.
4. Sous le nez : le point se trouve au centre de l'espace entre le nez et la lèvre supérieure.
5. Creux du menton : le point se trouve dans le creux entre la lèvre inférieure et la bosse du menton.
6. Clavicule : le point se trouve à droite ou à gauche du « V » central qui joint les deux clavicules, juste sous la bosse de l'os. Le point se frappe du bout des cinq doigts, plus fortement qu'ailleurs.
7. Sous le bras : le point se trouve à une dizaine de centimètres sous l'aisselle, là où se place la bande latérale d'un soutien-gorge. On peut tapoter ce point du bout des cinq doigts.
8. Sous le sein : le point se trouve juste en dessous du mamelon chez les hommes ; chez les femmes, il se trouve dans le même axe sous la masse mammaire.
9. Pouce : le point se trouve à la base de l'ongle du côté extérieur de la main.
10. Index : le point se trouve à la base de l'ongle du côté tourné vers le pouce.
11. Majeur : le point se trouve à la base de l'ongle du côté tourné vers le pouce.
12. Auriculaire : le point se trouve à la base de l'ongle du côté tourné vers le pouce.
13. Point Karaté : le point se trouve sur la tranche de la main, entre la base de l'auriculaire et le début du poignet, c'est l'endroit dont on se sert dans la pratique des arts martiaux pour trancher un objet d'un coup sec. On frappe ce point vigoureusement du plat des doigts de l'autre main.

    Point sensible : point lié au système lymphatique.

Ce qui précède est la première partie de la ronde complète de *tapping*, analogue à la première tranche de pain d'un sandwich. Voici maintenant la « gamme du point Gamut » qui se place en son centre. C'est un procédé qui équilibre les deux hémisphères du cerveau, permettant au système énergétique de dissoudre plus facilement un blocage en cas de résistance.

Il faut tout d'abord trouver le point Gamut. Il se situe sur le dessus de la main, dans le « V » formant la prolongation de l'auriculaire et du majeur. Cette zone se frappe du plat des doigts de l'autre main, tout au long de la gamme du point Gamut qui s'effectue de la manière suivante :

a) Fermer les yeux ;
b) Ouvrir les yeux ;
c) Regarder vers le bas à droite en gardant la tête droite ;
d) Regarder vers le bas à gauche en gardant la tête droite ;
e) Tracer un cercle complet avec les yeux sans bouger la tête ;
f) Tracer un cercle inverse avec les yeux sans bouger la tête ;
g) Fredonner de la gorge un petit air connu pendant 3 secondes ;
e) Compter rapidement de 1 à 5 ;
f) Fredonner la même chose à nouveau.

Le milieu de la séquence achevée avec la gamme du point Gamut, la première partie de la ronde se répète en stimulant à nouveau les mêmes points (de 1 à 13), afin de dissoudre au mieux le blocage d'énergie.

### *5) La réévaluation*

Cette étape sert à évaluer les progrès parcourus durant la ronde de *tapping* qui vient d'être faite. Si un 7 quantifiait au départ votre niveau de détresse, avez-vous atteint un paisible 0 en terminant la ronde ? Un 3 ou un 5 ? Êtes-vous resté cloué sur place, nanti d'un 7 inflexible ? Peut-être avez-vous même atteint un chiffre supérieur avec un 8 ou un 10 ?

Toutes ces possibilités peuvent se présenter pour les raisons suivantes lorsque le soulagement attendu tarde à s'opérer :

a) Votre attention s'est dissipée au cours de la ronde de *tapping* ; de ce fait, la flèche (la ronde d'EFT) a manqué sa cible (le problème).

b) Vous n'avez pas décrit votre problème de manière assez précise dans la phrase de mise en scène ou vous n'avez pas employé les mots vrais (mêmes les plus crus) ou vous avez manqué d'emphase dans son énoncé.

c) Un aspect différent du problème s'est présenté (les aspects sont expliqués plus loin en détail).

d) Votre subconscient appréhende une libération et il a réactivé vos défenses avant que la ronde de *tapping* ait eu le temps de faire son effet.

## Les rondes suivantes

Il suffit de faire d'autres rondes pour obtenir le soulagement désiré. Les explications sont longues pour que vous puissiez bien comprendre le procédé, mais dès que vous l'aurez mémorisé, vous pourrez effectuer une séquence complète en moins d'une minute (et encore plus rapidement en vous servant de la version abrégée). Imaginez le temps qu'il faut en thérapie conventionnelle pour se libérer d'une peur ou d'une blessure profonde. Avec EFT, les phobies les plus terrifiantes peuvent s'éliminer en quelques rondes.

La mise en scène diffère dans les rondes suivantes, parce que l'on tient compte des progrès parcourus. Même quand la réévaluation est à la hausse ou que le chiffre est resté identique, la phrase s'ajuste en se fixant sur ce qui reste à traiter du problème. C'est une façon d'apprécier les progrès déjà faits, ou sinon de gagner l'accord du subconscient en le réassurant de notre désir de changement.

Admettons que vous ayez commencé la première ronde avec une phrase de mise en scène telle que : « Même si je ressens cette jalousie envers ma sœur, je m'accepte complètement », vous construirez les mises en scène suivantes en utilisant la phrase : « Même si je ressens *encore* de la jalousie envers ma sœur, je m'accepte complètement », accompagnée du rappel « Ce restant de jalousie » durant les rondes suivantes, jusqu'à ce que l'indifférence vienne remplacer la jalousie ressentie. EFT ne change pas la réalité des choses, le procédé dissout la charge émotive (le blocage d'énergie) liée à un événement. Le souvenir reste, mais il a perdu son pouvoir de nous faire du mal.

## Les aspects

Avant de passer à l'exemple complet d'une séance de *tapping* où ce point important du procédé EFT est exposé en détail, il est utile de savoir qu'un problème se compose souvent de plusieurs aspects qu'il faut traiter séparément.

Gary Craig, le créateur d'EFT, compare un problème spécifique à une table qui aurait de très nombreux pieds (les différents aspects du problème) qu'il faut briser un à un pour faire s'écrouler le plateau de la table (la cause fondamentale du problème). Cependant, la tâche se trouve considérablement facilitée du fait qu'en abattant moins d'un tiers des pieds qui retiennent le plateau de la table, les autres tombent d'eux-mêmes sans efforts à faire en ce sens.

Ceci s'appelle « l'effet de ressemblance » dans la pratique d'EFT. Une ronde d'EFT élimine un aspect (un pied de la table), puis un autre se présente, que l'on élimine à son tour, jusqu'à ce que, surprise, il n'y ait plus aucun pied à éliminer. La table se désintègre en même temps qu'apparaît clairement la solution du problème ou que celui-ci ne revêt soudainement plus aucune importance.

Pour mieux comprendre ce que sont les aspects d'un problème, admettons que vous veniez d'avoir une vive discussion.

Vous effectuez votre première ronde d'EFT sur votre colère lorsqu'une profonde tristesse vous envahit. Voici un nouvel aspect, avec une réaction différente au même problème. Vous effectuez une ronde ou deux sur cet aspect, lorsque l'impression que personne ne vous aime se fait sentir. Vous êtes vraisemblablement arrivé au cœur du problème.

Cette croyance profonde sème la discorde autour de vous, puisque votre subconscient suit l'ordre « personne ne m'aime ». En avez-vous des preuves ? Sans doute à la pelle. Vous voici devant les multiples pieds d'une table nommée « Personne ne m'aime ». Chaque pied représente un événement de votre vie qui vous prouve ce fait formellement. Parti d'une vive colère ressentie dans le moment présent, vous voici avec la ferme conviction que personne ne vous aime.

Pour vous libérer de ce sentiment destructeur qui occasionne forcément des problèmes, faites une ou plusieurs rondes de *tapping* sur les événements les plus marquants de votre vie liés à cette croyance en commençant par celui qui fait le plus mal. L'équilibre retrouvé, vous ne manquerez pas de recevoir mille et une preuves d'affection, d'autant plus que vous agirez désormais différemment.

## Exemple d'une session avec EFT

L'exemple suivant vous montre le déroulement complet d'une session. Comme vous venez de l'apprendre, une séquence de *tapping* comporte cinq étapes successives. Il se peut que vous les trouviez compliquées à suivre au début, mais vous apprendrez très vite à faire une ronde complète en moins d'une minute. Pour vous rafraîchir la mémoire, ces cinq étapes sont :

1) La concentration sur le problème ;
2) L'évaluation du degré de souffrance ;
3) La mise en scène pour faire momentanément tomber les barrières intérieures ;
4) La ronde de *tapping* accompagnée de la phrase de rappel pour garder le problème à l'esprit ;
5) La réévaluation pour prendre bonne note des progrès parcourus en fin de ronde.

La session présentée ici vise à résoudre les dilemmes intérieurs de « Paul », à la suite d'un événement inopportun, mais elle aurait pu tout aussi bien éliminer un souvenir lancinant qu'une peur panique ou une douleur à l'estomac. Avec EFT, c'est la même séquence qui s'emploie pour tous les problèmes, qu'ils soient d'ordre physique ou émotionnel.

Paul vient de parler au téléphone avec quelqu'un qui lui demande, une fois de plus, de l'aider à résoudre un problème personnel. N'écoutant que son bon cœur, Paul s'est tout de suite plié à la demande, mais le combiné à peine raccroché, voici qu'il commence à trouver la requête vraiment exagérée. Elle va lui coûter du temps et de l'argent, ce qu'il n'a ni les moyens ni l'envie de donner. Cependant, plutôt que de reprendre contact avec la personne en question pour lui annoncer qu'il ne pourra pas l'aider, Paul s'énerve de plus en plus. Il est hors de ses gonds et il ne sait pas comment faire pour s'extraire de la situation. D'un côté, il veut rester le bon garçon sur lequel tout le monde peut compter, mais de l'autre, il en a assez d'être toujours au service des gens pour les sortir de leurs ennuis.

Paul débute sa session d'EFT, l'attention fixée sur sa colère dont il évalue l'intensité à un 10 bien senti. Puis il compose rapidement sa phrase de mise en scène : « Je m'accepte complètement, même si je ressens cette vive colère », qu'il répète trois fois de suite, en massant fermement du bout des doigts et en rond son point Sensible (s'il voulait, il pourrait aussi frapper vigoureusement son point Karaté), étape qu'il fait immédiatement suivre de la ronde de *tapping* en répétant la phrase de rappel : « Cette vive colère » à chaque point d'intervention.

En fin de ronde, après une rapide réévaluation de ses sentiments, Paul s'aperçoit que sa colère s'est envolée, mais qu'il n'a toujours pas le courage d'annoncer son refus au solliciteur de la demande. Il est envahi de crainte à l'idée que les gens puissent penser du mal de lui, et comme il n'a pas l'habitude de manquer à sa parole, il se sent coupable aussi. C'est cette culpabilité qu'il choisit de dissiper avec EFT.

Paul se concentre sur ce sentiment, il en évalue le degré d'intensité, trouve un 8, puis il masse fermement son point Sensible en répétant trois fois de suite « Je m'accepte complètement, même si je me sens coupable de manquer à ma parole », puis il effectue une ronde de *tapping* en répétant à chaque point « Cette culpabilité », l'attention fixée sur l'émotion.

La réévaluation lui annonce un affaiblissement de son degré de culpabilité de 3 points seulement. Une autre ronde est donc nécessaire, nantie d'une phrase de mise en scène qui va tenir compte des progrès déjà accomplis : « Je m'accepte complètement, même si je me sens *encore* coupable de manquer à ma parole » et en employant la phrase de rappel « Ce restant de culpabilité » qui souligne les progrès déjà faits.

Cette ronde terminée, Paul s'aperçoit que son sentiment de culpabilité en est resté au même point, mais qu'il s'accompagne maintenant de la montée d'un souvenir lointain lui rappelant la grave déception d'un ami à qui il a fait un jour une promesse sans pouvoir la tenir.

Paul effectue une première séquence sur ce souvenir, estimant sa culpabilité à un 8. Deux rondes plus loin, le sentiment s'est pratiquement évanoui avec juste un petit 1 noté encore sur l'échelle des valeurs. Il se sent nettement moins coupable de manquer à sa parole, mais l'idée que l'on puisse penser qu'il n'est pas quelqu'un de serviable le dérange vraiment.

Une rapide évaluation lui annonce un 5 qu'il traite aussitôt en utilisant la phrase de mise en scène : « Je m'accepte complètement, même si les autres pensent que je ne suis pas serviable », avec la phrase de rappel « Je ne suis pas serviable ». La réévaluation lui annonce la fin de la session. Paul se sent tout à coup le courage d'appeler son solliciteur pour lui dire, sans excuses alambiquées, qu'il ne pourra pas donner suite à sa demande.

EFT vient de lui permettre de ne plus disperser son temps ni son argent, sa manière à lui de se faire apprécier des autres mais qui porte depuis longtemps ombrage à son bien-être et à celui de sa proche famille.

## Sommaire des cinq étapes de la routine complète

A) Portez toute votre attention sur l'émotion causée par le problème ou sur la douleur physique.

B) Évaluez entre 0 et 10 l'intensité de l'émotion ou de la douleur, 10 étant le plus fort.

C) Répétez trois fois de suite la phrase de mise en scène (de préférence tout haut), en stimulant le point Sensible ou le point Karaté.

D) Effectuez la ronde de *tapping* avec la courte phrase de rappel (à dire une fois seulement à chaque point, si possible tout haut) en stimulant d'un frappement continu les points suivants :

Première partie :

1) Début du sourcil ;
2) Coin extérieur de l'œil ;
3) Sous l'œil ;
4) Sous le nez ;
5) Creux du menton ;
6) Clavicule ;
7) Sous le bras ;
8) Sous le sein ;
9) Pouce ;
10) Index ;
11) Majeur ;
12) Auriculaire ;
13) Point Karaté.

Deuxième partie : étape centrale avec la gamme du point Gamut (tout en tapotant le point Gamut) :

a) Fermez les yeux ;
b) Ouvrez les yeux ;
c) Regardez vers le bas à droite en gardant la tête droite ;
d) Regardez vers le bas à gauche en gardant la tête droite ;
e) Tracez un cercle complet avec les yeux sans bouger la tête ;
f) Tracez un cercle inverse ;
g) Fredonnez un petit air connu pendant 3 secondes ;
h) Comptez rapidement de 1 à 5 ;
i) Fredonnez la chanson à nouveau 3 secondes.

Troisième partie (qui est la reprise exacte de la première partie) :

1) Début du sourcil ;

2) Coin extérieur de l'œil;
3) Sous l'œil;
4) Sous le nez;
5) Creux du menton;
6) Clavicule;
7) Sous le bras;
8) Sous le sein;
9) Pouce;
10) Index;
11) Majeur;
12) Auriculaire;
13) Point Karaté.

Réévaluez ensuite le degré d'intensité de l'émotion qui accompagnait le problème, puis effectuez autant de rondes qu'il en faut pour dissiper ses effets physiques ou émotifs, vous souvenant que les rondes subséquentes tiennent compte des progrès parcourus lors de la ronde précédente, même s'ils ne sont pas apparents sur l'échelle des valeurs subjectives de détresse.

## La version abrégée de la séquence de *tapping*

Il est important de connaître la routine de base complète, même si elle est rarement utilisée dans la pratique courante d'EFT. En effet, Gary Craig ne s'en sert pour ainsi dire plus depuis longtemps, mais il insiste sur son apprentissage afin de pouvoir l'utiliser en cas de résistance au traitement régulier. La version courte d'EFT s'effectue en moitié moins de temps et elle plaît souvent mieux parce qu'on y omet, entre autres, la partie de la séquence où il faut compter et surtout chantonner.

La formule abrégée ne comporte que les points d'intervention qui vont du visage au point sous la poitrine. Tout le reste est mis à l'écart sous gouverne de s'en servir en cas d'arrêt des progrès. Comme tous les méridiens sont interdépendants, stimuler l'un engage tous les autres, et ceux des doigts se trouvent forcément stimulés aussi puisqu'ils nous servent d'instruments de *tapping*.

Pour la séquence courte d'EFT, vous suivez les étapes de mise en scène et d'évaluation normales, mais ne tapotez plus que sur les 8 premiers points :

1) Début du sourcil ;
2) Coin extérieur de l'œil ;
3) Sous l'œil ;
4) Sous le nez ;
5) Creux du menton ;
6) Clavicule ;
7) Sous le bras ;
8) Sous le sein.

La séquence courte ne prend plus qu'une vingtaine de secondes à faire, mais d'autres raccourcis sont encore possibles. Vous pouvez vous dispenser de l'étape de mise en scène, passant directement au *tapping* accompagné de la phrase de rappel du problème à chaque point. Nous n'avons pas toujours d'oppositions intérieures et les quelques secondes gagnées sont appréciables. Cependant, prenez bien note de vos progrès dès la première ronde et réintroduisez l'étape de mise en scène immédiatement si vous n'en constatez aucun, témoignage d'une incompatibilité entre vos désirs conscients et inconscients. Les rondes suivantes seraient inutiles sans l'intervention de la mise en scène dont l'objectif est d'annuler ce contraste.

À l'occasion d'une évacuation presque parfaite de la souffrance (l'évaluation est tombée à 1 ou 2), une rapide technique nommée « The Floor to Ceiling Eye Roll » (pouvant se traduire par « hausser les yeux du sol au plafond »), permet fréquemment une épuration complète en quelques secondes. Pour exécuter cette simple technique, tapotez continuellement le point Gamut (gardez la tête bien droite) tandis que vous levez progressivement les yeux du sol vers le plafond, pendant environ 6 secondes, tout en répétant la phrase de rappel du problème, mais sans compter les secondes pour ne pas vous distraire du problème.

## La formule gagnante d'EFT : l'intervention précise

L'intervention sur des événements précis est la formule gagnante d'EFT. Accomplir la technique sur un sentiment d'abandon ou de manque de confiance en soi, termes trop vagues, fera nécessairement du bien sur le moment, mais cela n'en supprimera pas la cause profonde. À la moindre occasion, l'émotion reviendra.

Pour mieux comprendre, reprenons la table comme métaphore d'un problème. Disons ici un problème d'abandon. Le plateau de la table représente le problème dans son ensemble dont les pieds, parfois très nombreux, représentent chacun un événement spécifique s'étant soldé par un sentiment d'abandon.

Pour que le plateau d'une table puisse exister, il faut qu'il se soit produit un jour (souvent lointain) un événement marquant ayant laissé une forte empreinte dans le système énergétique. À partir de cet instant, le plateau de la table se fera de plus en plus solide, au fur et à mesure que des pieds supplémentaires viendront consolider son assise, pieds qui se formeront à chaque nouvelle preuve d'abandon.

De ce fait, le plateau d'une table peut être soutenu par des milliers de pieds. Mais pas d'affolement ! Il suffit de faire quelques rondes de *tapping* sur une quinzaine d'événements spécifiques pour que tous les autres pieds de la table se volatilisent d'eux-mêmes. Il n'est même pas nécessaire de connaître l'événement ayant initialement crée le plateau de la table. La rupture de quelques pieds suffit à provoquer sa chute, autrement dit à désintégrer le blocage d'énergie initial, source des sentiments d'abandon ultérieurs.

La plupart des gens font souvent l'erreur de pratiquer EFT sur des généralités, ce qui ralentit considérablement le processus de libération, avec le risque de se lasser très vite de la technique à cause de son mauvais fonctionnement. EFT est comme un instrument de musique dont la virtuosité s'acquiert par la pratique et l'observation de quelques règles simples mais précises (Voir Annexe I pour la transcription d'une session d'EFT menée par Gary Craig).

Pour vous donner un exemple, admettons que vous ayez traversé une enfance difficile ; vous avez été souvent réprimandé, voire battu. Les marques de cette éducation peuvent vous faire dire aujourd'hui que vous avez eu un père abusif ou une mère détestable ; des allégations fondées, et vous êtes bien placé pour le savoir, mais trop générales. Il faut aller aux preuves avec EFT, c'est-à-dire au souvenir d'une raclée reçue un jour ou à celui d'une remarque cinglante. Et surtout, sans chercher d'excuses tant que les événements n'ont pas été traités.

Le temps n'existe pas pour le subconscient. Une gifle reçue trente ans plus tôt est comme une gifle encaissée à l'instant. La détresse émotionnelle ne varie pas avec les années. Elle reste la même, avec une partie de soi qui ne grandit plus depuis l'événement. Le pardon n'est pas quelque chose que l'on peut se forcer à donner, mais qui vient tout naturellement quand les empreintes d'un incident douloureux se sont effacées de notre système énergétique.

Il se produit d'ailleurs souvent un phénomène curieux, comme si l'incident n'avait jamais existé. Ne soyez donc pas surpris si des amis que vous aidez avec EFT nient jusqu'à l'existence de leur problème après quelques rondes de *tapping*. Ceci arrive très fréquemment. De là l'importance de bien noter l'intensité émotive accompagnant un problème avant d'entreprendre une ronde de *tapping*. Ne serait-ce que pour s'éviter ce genre de frustration !

## La procédure de sérénité d'EFT

Ce qui nous empêche de vivre une vie sereine, néanmoins bien remplie et intéressante vient de ce que nous consacrons une grande partie de notre énergie à braver nos problèmes, épuisés dès le réveil par une journée qui s'annonce aussi ardue que les précédentes. Ces tensions sont dues aux blocages d'énergie qui se sont logés dans notre système énergétique à la suite d'événements blessants. Ceux-ci ont changé notre façon d'être, réduisant d'autant notre créativité et notre véritable personnalité. C'est la raison pour laquelle nous avons une idée tronquée de nos possibilités naturelles, avec la peur de bouger hors de certaines limites, obéissant maintes fois à des diktats complètement idiots par souci de plaire aux autres.

Par exemple, imaginons qu'une personne importante de votre entourage dise de vos créations artistiques qu'elles ne valent pas un clou, bien que tout indique le contraire. Croyez-vous pouvoir continuer paisiblement sur votre belle lancée ? Si l'impact de la remarque laisse son empreinte dans votre système énergétique, il n'en sera rien. À partir de cet instant, tout commencera à aller de travers pour bloquer votre élan. Parce que vous aurez attaché une valeur d'or à l'opinion de l'aimable personne, vous lui donnerez mystérieusement raison.

Avec l'aide de votre subconscient qui aura pris bonne note du message : « Mes créations ne valent pas un clou » vous serez dans l'impossibilité de poursuivre vos occupations tranquillement, sans réaliser que les difficultés servent à vous prémunir d'une réussite qui serait mal vue par un personnage clé de votre entourage. L'idée que sa remarque puisse provenir d'un sentiment de rivalité ne vous aura même pas effleuré l'esprit. Voyons, juché sur le piédestal où vous l'avez placé, une telle bassesse ne saurait être digne de lui !

L'origine de la plupart de nos problèmes vient de nos envies profondes d'être accepté par les autres, qu'ils nous apprécient et qu'ils nous protègent. À juste titre, car leur estime nous apporte beaucoup tant sur le plan privé que professionnel. Mais l'ennui, c'est qu'à vouloir trop bien faire, notre véritable personnalité se dissout, produisant des frustrations inévitables dès que nous dévions d'un chemin qui lui convient.

Il faut savoir aussi qu'un problème est parfois la solution parfaite d'un autre, d'où nos difficultés à l'éliminer, tel un besoin vital d'être pris en charge se trouvant assouvi par une incapacité à s'assumer financièrement. Nous avons appris que la lutte est nécessaire pour régler nos problèmes et qu'une réussite se mérite à force de discipline et de persévérance, mais nous ignorons que sans l'appui de notre subconscient, qui pourvoit à la satisfaction de nos besoins profonds, tout le reste est inutile.

La procédure de sérénité d'EFT est une méthode puissante pour effectuer de profonds changements. La cause de nos problèmes disparaît d'elle-même en traitant les effets, c'est-à-dire les événements spécifiques liés au problème dans son ensemble. Pour reprendre le cas cité plus haut, le traitement des nombreux événements prouvant l'incapacité à s'assumer financièrement (problème dans son ensemble) fera automatiquement dissoudre le blocage intérieur (le besoin d'être pris en charge), cause profonde du problème.

La Procédure de Sérénité consiste à faire une liste de tous les incidents notoirement odieux qui se sont produits dans notre existence, de notre petite enfance aux cinq dernières années (omises dans ce palmarès) et d'appliquer EFT sur chacun d'eux, jusqu'à ce que la charge négative se volatilise complètement. Il faut trouver au moins une centaine d'événements. Prenez votre temps. Vous pouvez toujours commencer à traiter les premiers souvenirs sans attendre d'avoir complété votre liste.

Ne soyez pas étonné si vous avez du mal à vous y mettre. C'est qu'une partie de vous-même a peur de s'aventurer dans l'inconnu. Merveilleusement bien adaptée aux circonstances de votre vie, cette partie ne veut surtout pas de changements. Si vous n'arrivez pas à établir votre liste, rassurez-la en effectuant quelques rondes d'EFT. Utilisez des phrases de mise en scène telles que « Même si je n'arrive pas à faire ma liste, je m'accepte complètement » ou « Même si je n'ai jamais envie (ou le temps) de pratiquer EFT, je m'accepte complètement ».

Chaque événement catalogué doit être court et précis. Une situation qui a duré plusieurs heures, voire plusieurs jours, comprend des épisodes différents qui se traitent à part. L'histoire suivante vous aidera à mieux comprendre ce processus de différenciation que l'on nomme aussi les aspects d'une situation.

Une adolescente à l'éducation très stricte rentre chez ses parents après avoir séjourné chez une vieille tante complètement dépassée par la responsabilité de s'occuper d'elle. Le seuil de la maison familiale à peine franchi, l'adolescente reçoit une gifle magistrale de sa mère (premier épisode à traiter).

La fureur maternelle est due au fait que la mère vient d'apprendre, par un appel téléphonique de la tante, que sa jeune progéniture avait très probablement perdu sa virginité dans les bras d'un coquin du coin. Une accusation non fondée mais qui donne lieu à une semonce carabinée de la mère sourde aux explications de sa fille (autre épisode à traiter).

Puis la punition tombe : une incarcération dans sa chambre jusqu'à la reprise des classes le mois suivant. Tous les sentiments ressentis durant la période de punition devront être traités séparément : l'injustice d'une punition imméritée, la colère ressentie contre la tante, contre la mère, la passivité d'un père resté en-dehors du drame, la terreur d'être enfermée dans une maison vide quand la famille part à la campagne en fin de semaine, et cela jusqu'à ce qu'il n'y ait plus aucune trace de souffrance émotive à l'évocation de la situation dans son ensemble.

Il faut aussi donner un titre aux événements spécifiques : « La gifle de ma mère », « Mon père est un lâche », « Ma vieille tante est une menteuse » sont des titres qui nomment bien les épisodes associés à l'histoire précédente. Vous devez employer les mots qui expriment ce que vous ressentez vraiment (même s'ils sont abominablement crus) ou qui décrivent une action bien précise. Ce n'est pas le moment de tourner autour du pot. Vous devez aller droit au but.

Pour bien faire, appliquez EFT sur un ou plusieurs événements particuliers chaque jour si vous le pouvez. Travaillez sur un événement à la fois jusqu'à ce que toute la charge émotive s'évapore. Si vous voyez qu'elle diminue difficilement, faites plusieurs rondes de *tapping* sous tous les angles possibles. Généralement le travail sur un événement spécifique ne prend que quelques instants. À ce rythme, vous aurez effacé la marque douloureuse de près d'une centaine d'événements en trois mois. Vous pouvez dès lors vous en imaginer les bienfaits. Essayez de consacrer au moins une quinzaine de minutes chaque jour au procédé.

## Recueil de formules négatives courantes

La première étape pour se sortir de ses problèmes, c'est d'en accepter l'entière responsabilité. Non pas dans le sens punitif « Tout est de ma faute », mais en réalisant qu'un problème contient au moins un aspect qui répond à un besoin profond, souhaits voilés qui gouvernent notre existence. Ainsi, une incompétence à monter les échelons d'une entreprise peut venir du besoin de rester sagement dans son coin provenant d'une décision inconsciente de s'éviter les punitions. Cette partie de nous-même est toujours bien vivante, et c'est pour ne pas la mettre en danger de punition que les possibilités de promotion nous seront refusées, sous les bons offices de notre esprit subconscient, bien évidemment !

La source de notre problème au travail ne sera donc pas l'injustice de voir un collègue monter en grade à notre place, mais le besoin vital de se tenir sagement dans son coin pour s'éviter les punitions. D'où la nécessité de s'accepter complètement, peu importe la nature de nos problèmes ou la sévérité de nos faiblesses. Le terme acceptation ne veut pas dire que nos actes sont toujours honorables et que nous avons le droit de faire tout ce que nous voulons. C'est l'acceptation complète des situations dans lesquelles nous sommes installés qui est visée, avec toute la négativité qu'elles contiennent. Car plus la négativité est ciblée de manière efficace, plus vite elle s'annule avec EFT, supprimant, dans la même foulée, les conditions de vie qu'elle engendre.

Les formules négatives présentées dans ce recueil sont des généralités, typiquement des affirmations vagues qu'EFT ne peut pas balayer d'un coup sec. Pour reprendre le symbole déjà mentionné d'une table, chacune de ces attestations constitue le plateau de la table, soutenu par de nombreux pieds, représentant chacun un événement précis qui vient confirmer l'attestation en question. Disons : « Mon père ne s'est jamais intéressé à moi ». Pourquoi ? Qu'a-t-il fait de précis pour que j'en sois arrivé à une telle conclusion ? Afin de déloger toute la peine que m'a causée son indifférence et par la même occasion ne plus souffrir de l'indifférence des autres, il faut que je fasse mes rondes de *tapping* sur les preuves irréfutables de son abandon, toutes ancrées dans mon système énergétique et perturbant violemment mon équilibre émotionnel au moindre signe de froideur des gens.

Choisissez parmi les généralités suivantes celles qui s'appliquent le mieux à vos souffrances personnelles. Notez-les par écrit en consignant vos évidences comme si vous cherchiez à convaincre quelqu'un. Au cas où rien ne vous ressemblerait dans la liste, prenez note de ce qui vous est personnel. Puis effectuez vos rondes de *tapping* sur chaque événement jusqu'à ce que la charge émotive disparaisse complètement.

Voici un exemple détaillé de la marche à suivre en partant d'une généralité ; un schéma que vous pourrez appliquer sur vos propres événements. Donnez-leur un titre comme s'il s'agissait d'un petit film. Prenons exemple sur la phrase : « Mon père ne s'est jamais intéressé à moi ». Les preuves ? « Oubliée chez Tatie », « Où sont mes jouets ? », « Parti sans laissé d'adresse », et ainsi de suite. Notez tous les événements, même les plus anodins. Puis commencez vos rondes de *tapping* sur l'événement qui contient la charge émotive la plus intense (ici, ce sera : « Oubliée chez Tatie ») en suivant la progression normale d'EFT.

1) Évaluation de la charge émotive liée à l'événement ;
2) Mise en scène : « Même si mon père m'a oubliée chez Tatie, je m'accepte complètement » ;
3) Ronde de *tapping* avec le rappel : « Oubliée chez Tatie » ;
4) Réévaluation du niveau de souffrance émotionnelle ;
5) Faire autant de rondes qu'il en faut pour dissoudre à fond la charge émotive.

Attestations négatives courantes :

Je me sens abandonné (rejeté, exclu, repoussé, négligé,...).

J'ai été trahi (injustement accusé, dénoncé, calomnié, déshonoré, attaqué,...).

J'ai été maltraité dans mon enfance (tourmenté, humilié,...).

J'ai été privé d'amour (d'affection, de soins,...).

Le bonheur n'est pas pour moi (j'ai capitulé depuis longtemps, je ne m'en sortirai jamais,...).

J'ai perdu tout ce qui m'était cher (je suis inconsolable, anéanti,...).

Je suis complètement absorbé par mes problèmes (je me complais à raconter mes malheurs,...).

Je m'en remets toujours aux autres (j'évite de prendre des décisions, je ne m'impose jamais,...)

Je dois toujours tout faire seul (personne n'est là pour me protéger, me soutenir,...).

Je ne sais pas demander de l'aide (je n'arrive pas à exprimer mes besoins,...).

J'ai mal éduqué mes enfants (je suis une mauvaise mère, la communication est coupée,...)

J'ai un lourd secret (j'ai des choses à me reprocher, j'ai contribué à ma perte,...).

Je ne fais confiance à personne (je ne me confie jamais, je ne montre pas mes faiblesses,...).

Les gens sont méprisables (cruels, menteurs, malhonnêtes, violents,...).

Personne ne m'a montré le bon chemin (je manque d'éducation pour réussir,...).

Je suis habitué à souffrir (je ne guérirai jamais, ce problème est insoluble,...).

Je n'aurai jamais ce que je veux (je manquerai toujours d'argent, je serai toujours seul,...).

Rien de bien ne m'arrive jamais (tout tourne toujours mal,...).

J'ai éliminé tous mes besoins d'affection (d'amour, d'argent, de joie,...).

Je ne suis pas accepté par les autres (je suis différent, choquant, trop original,...).

Je suis insignifiant (invisible, mon opinion ne compte pas,...).

J'ai tous les défauts de la terre (lesquels plus précisément ? Les preuves ?).

Je me sens détesté par... (nom de la personne).

Je déteste... (nom de la personne).

Je suis trop stupide (trop laid, trop âgé, trop jeune, trop grand, trop petit,...).

Je ne peux pas me délier de ma promesse (j'ai fait un pacte, ma vie ne m'appartient pas,...).

Je n'arriverai jamais à m'acquitter de cette dette (de ces obligations,...).

J'ai peur de perdre (de manquer, d'échouer,...).

J'ai peur de la solitude (de la séparation, des confrontations, d'être surveillé,...).

J'ai peur de grossir (de maigrir, de perdre mes cheveux, de tomber malade,...).

J'ai peur de parler en public (des inconnus, d'être loin de chez moi,...).

J'ai peur du noir (de la foule, des endroits clos, du vide, de prendre l'avion,...).

J'ai peur de perdre le contrôle (de mon argent, de mes enfants, de mon conjoint, de la maison,...).

J'ai peur des rats (des serpents, des araignées, des oiseaux, des chiens, des chats,...).

## L'assertion du positif par le *tapping* sur le renflement occipital

Une séance réussie d'EFT offre toujours la paix intérieure avec une sensation nouvelle de liberté. Mais qu'allons-nous faire avec ? Que désirons-nous ? Voici le moment venu de donner des directives claires au subconscient en procédant à l'assertion du positif par le *tapping* sur le renflement occipital.

Le renflement occipital est un point de rencontre des méridiens situé derrière la tête que l'on stimule pour équiper le subconscient de nouvelles données après avoir effacé les anciennes au cours de nos rondes de *tapping*. Ce procédé ne fait pas partie de la technique d'EFT en tant que telle dont l'objectif est de gommer le négatif. C'est un ajout qui permet de terminer une session sur une note positive, tournée vers un avenir heureux.

Le renflement occipital se trouve à la base du crâne, quelques centimètres au-dessus du cou. La bosse est plus facile à trouver quand on penche la tête en avant. L'assertion du positif s'effectue en déclarant distinctement ce que l'on désire tout en tapotant cette petite bosse continuellement.

À la suite des instructions EFT se rapportant à chaque zone du Bagua, vous trouverez une liste d'affirmations positives. Vous n'aurez qu'à choisir celles qui vous conviennent le mieux ou à composer les vôtres. Ce qui compte, c'est d'articuler vos envies avec l'assurance que ces désirs finiront bien par se réaliser un jour.

Le principe de répéter une « affirmation » par écrit ou oralement en vue de manifester tangiblement son contenu est enseigné depuis longtemps dans les ouvrages de développement personnel. Mais c'est un précepte qui fonctionne rarement à cause de son absurdité. La procédure stipule qu'il suffit d'affirmer l'existence d'une chose que l'on n'a pas encore, pour qu'elle finisse par arriver. Une manœuvre qui ne tient aucun compte des ordres divergents donnés précédemment à son subconscient.

Une affirmation telle que « Je suis mince comme un fil », alors que l'on a des bourrelets partout, ne fera pas maigrir d'un gramme, voire, elle pourrait même faire grossir. Les bourrelets sont là pour une raison précise que le subconscient connaît, généralement par souci de protection émotive dont la garantie est un bon rembourrage. Ce n'est donc pas demain la veille que le subconscient fera disparaître les bourrelets pour une simple envie d'être plus mince. Ce qu'il faut, c'est d'abord effacer le commandement qui lui a été donné un jour, la raison même des kilos qui nous encombrent, mais qui n'ont rien de superflu pour lui. L'esthétique, le subconscient s'en fiche complètement, de notre santé aussi si la défense contre certains dangers est une conduite qu'il doit suivre absolument.

EFT permet de supprimer en douceur le motif profond de nos problèmes tandis que l'assertion du positif sert à terminer les sessions de *tapping* sur une note joyeuse en exprimant clairement ce qui nous rendrait heureux si nos problèmes disparaissaient.

## L'intégration d'EFT à la pratique du Feng Shui

Aux vues du Feng Shui, le moindre recoin a de l'importance car il se situe dans l'une des neuf zones du Bagua associées aux aspects fondamentaux de notre vie. Pour nous être bénéfiques, elles doivent toutes être soigneusement ordonnées de façon à former un ensemble harmonieux. Par commodité d'exécution du Bagua, ces zones se présentent comme des compartiments clos, mais rien ne les sépare. L'énergie propre à chacune se promène constamment chez les autres, affaiblissant son entourage dès qu'elle est souffrante. C'est la raison pour laquelle il faut appliquer le Feng Shui partout dans une demeure, y compris tout autour, quand il y a un jardin.

À l'inverse, EFT s'effectue sur un problème précis de notre existence, en commençant par celui qui nous peine le plus. Nos plaintes sont généralement liées à un problème particulier qui nous occupe l'esprit plus que tous les autres réunis, tels qu'une grave pénurie d'argent, une relation de couple désastreuse, les erreurs de conduite d'un enfant, une douleur chronique, ou le souvenir lancinant d'un événement tragique. Leur résolution avec EFT produit une amélioration qui joue sur l'ensemble de notre vie. La joie retrouvée dans un couple, de l'argent à dépenser librement, une douleur disparue, rendent notre existence à nouveau attrayante. Une satisfaction que la bonne énergie baignant toute l'habitation maintient souverainement.

Voici l'histoire de « Marie » pour vous montrer comment cheminer dans la foulée du Feng Shui couplé à la pratique d'EFT. Marie est confinée chez elle, prise en charge par un époux radin qui ne lui donne que le strict minimum pour faire fonctionner la maison, et encore, plutôt mal que bien. Une dynamique saugrenue s'est installée dans le couple depuis longtemps. Ils ne sortent jamais, ils ne partent nulle part, ils se parlent à peine et Marie doit se débrouiller seule pour prendre soin de ses besoins personnels qu'elle a d'ailleurs réduits au minimum par manque de ressources financières.

Pourtant, Marie pourrait avoir un métier lucratif. Elle en a tous les talents. Mais quelque chose l'empêche de s'y donner à fond. En outre, son mari le réprouve. Il trouve ce métier absurde et il n'est généreux qu'en sarcasmes. Marie est au bord du désespoir dans une vie sans joies, sans loisirs et sans argent alors que ses possibilités de réalisation sont illimitées. Son horizon est bouché. Quelques mois plus tard, son existence est transformée par la mise en œuvre du Feng Shui chez elle couplée à une pratique quotidienne d'EFT.

Comme chacun suit les mêmes règles dans la pratique du Feng Shui, peu importe la nature des problèmes à régler, il n'est pas utile d'en donner les détails ici. Vous les trouverez dans les prochains chapitres de ce livre. Avant de passer au récit du cheminement de Marie avec EFT, voici une brève description des bénéfices qu'elle a obtenus après avoir méticuleusement traité les neuf zones du Bagua de sa résidence.

« Santé et Famille » lui a redonné du tonus tout en l'aidant à devenir plus entreprenante et à faire un bon retour sur elle-même avec EFT. « Richesses et Prospérité » l'a aidée à jeter un regard neuf sur ses véritables besoins matériels et à prendre pleinement conscience de la réelle valeur de ses talents. « Prestige et Renommée » lui a restitué son enthousiasme avec la parution d'un excellent article sur son travail dans un journal important. « Amour et Relations » a facilité un rapprochement avec les autres l'aidant aussi à accueillir à bras ouverts les bienfaits de la vie. « Créativité et Enfants » l'a poussée à mettre un point final à certains abus et à compléter un projet de taille (mis de côté depuis longtemps) qui lui a rapporté d'importants dividendes. « Bienfaisance et Voyages » lui a ouvert en grand les portes du monde extérieur, source de nombreux profits de toutes sortes. « Occupations » lui a donné le courage d'effectuer des modifications importantes qui ont changé le cours de sa vie. « Savoir et Connaissances » l'a aidée à prendre d'excellentes décisions et à se perfectionner rapidement dans son travail. Et « Soi » lui a permis de garder son équilibre, malgré une activité accrue et une rapide évolution de sa vie.

Le problème majeur de Marie s'avérant être du domaine financier, c'est à partir de cet aspect difficile de sa vie qu'elle a entamé son cheminement quotidien avec EFT. Elle s'est procuré un carnet dans lequel elle a commencé par noter tous ses sentiments sans exercer le moindre frein à sa négativité : « Je manquerai toujours d'argent », « Je n'arriverai jamais à gagner ma vie », « Je n'ai pas les compétences requises pour réussir dans mon métier », « Je suis paresseuse », etc. Puis elle y a rapporté toutes ses épreuves. Des revers de fortune les plus graves aux événements les plus anodins, chaque souvenir a trouvé sa place dans une longue liste d'événements douloureux, précisément liés à ses privations. Cet inventaire lui a vite fait prendre conscience de manques autrement plus affligeants qu'une pénurie d'argent telle qu'une carence affective profonde dès son plus jeune âge.

Marie a consacré du temps à sa liste. Mise à part l'expression de ses sentiments négatifs qui s'échappaient d'elle sans retenue, elle avait des difficultés à se souvenir d'événements précis. De ce fait, elle débutait chaque session d'EFT par trois rondes de *tapping* sur le terme général « Je manquerai toujours d'argent » ou quelqu'autre attestation du même genre. Certains souvenirs lui revenaient alors en mémoire qu'elle s'empressait de noter dans son calepin en leur donnant tout juste un titre.

Puis elle effectuait EFT tous les jours sur un ou plusieurs événements de sa liste, jusqu'à ce que leurs souvenirs n'évoquent plus aucun tourment. À ce rythme, les choses se sont vite améliorées. L'argent s'est fait plus abondant, les marques de considération plus fréquentes, les plaisirs plus nombreux, dans un enchaînement d'événements inhabituels qui lui fournissaient la preuve des bienfaits d'EFT, couplés au bon Feng Shui de son habitation. Outre la demi-heure qu'elle consacrait journellement à ses sessions d'EFT, Marie faisait aussi une rapide ronde de *tapping* au moindre signe de tension émotionnelle, dispersant immédiatement les sentiments négatifs qui commençaient à occuper son esprit. Clôturant chaque session d'EFT par « l'assertion du positif », Marie s'est vite rendu compte aussi de son immense pouvoir créatif, les assertions lui apportant rapidement les bienfaits souhaités.

Les neuf zones associées aux principaux aspects de la vie font l'objet d'une section distincte dans ce livre. Après avoir bien préparé votre demeure selon les règles du Feng Shui recommandées pour votre entrée, votre salle de bains, votre chambre à coucher..., vous pourrez y puiser toutes les informations utiles à leur enrichissement énergétique particulier, couplées aux instructions d'EFT pour un travail de libération intérieure si nécessaire.

# DEUXIÈME PARTIE

## Le Feng Shui

À première vue chargé de mystères, le Feng Shui (fong-chouai), science naturelle, se révèle plein de bon sens dès que l'on comprend la danse énergétique qui s'effectue en-dehors de nos facultés de perceptions habituelles. Issu d'une scrupuleuse observation des lois cachées de la nature conjuguée à une longue expérimentation des moyens nécessaires pour en préserver toute la beauté et l'harmonie, le Feng Shui est une matière indispensable à notre bien-être. Ses principes sont remplis d'une sagesse qui a fait ses preuves depuis le fond des âges.

Né en Chine, le terme Feng Shui signifie « Vent et Eau », deux éléments qui font circuler l'énergie partout dans le monde tout en façonnant continuellement la topographie terrestre. Un bon équilibre doit exister entre les deux. Dans les zones arides balayées de vents violents ou les régions marécageuses, l'énergie n'est bénéfique qu'aux serpents, aux crocodiles ou aux autres bestiaux natifs du coin. Pour nous, c'est différent. Il faut qu'un endroit soit saturé d'énergie vitale pour que l'on s'y sente bien. Cette énergie nous est fournie par l'eau que le vent entretient par doux effleurements. La perfection d'un site propice à l'épanouissement humain dépend de son pouvoir d'accumulation en énergie vitale nommée Ch'i dans la pratique du Feng Shui.

À l'origine, c'est-à-dire dans un passé qui remonte à plus de cinquante siècles, le Feng Shui servait essentiellement à choisir le meilleur emplacement pour ensevelir les morts dans un rituel funéraire très strict réservé à l'empereur et aux plus hauts membres de son entourage. Ceci, en raison d'une croyance encore bien établie chez les peuples d'Extrême-Orient assujettissant leur prospérité et leur longévité sur terre à la bonne sépulture qu'ils offrent à leurs parents. Plus tard, le Feng Shui servira à l'édification harmonieuse de villes entières dont la Cité interdite à Pékin est encore un bel exemple malgré les modifications apportées depuis. Dès son antiquité, la civilisation chinoise a cultivé l'art de la longévité, d'où cet intérêt pour tout ce qui touche à la sérénité et au bonheur, besoins humains fondamentaux.

L'usage du Feng Shui a été banni en Chine durant la Révolution culturelle prolétarienne ; il commence tout juste à y renaître. C'est l'exode massif de la population chinoise, éparpillée aux quatre coins du monde, qui a fait connaître le Feng Shui hors des frontières de l'Extrême-Orient, notamment par les membres de sa haute société. Comme ces gens faisaient corriger des erreurs d'architecture ou d'environnement affectant l'harmonie énergétique de leur nouvel habitat, le Feng Shui s'est tranquillement montré aux natifs de ces divers lieux d'exil, bien souvent stupéfiés par les changements requis. Par exemple, vous ne verrez jamais une famille chinoise au courant du Feng Shui s'installer dans une maison où des escaliers font face à la porte d'entrée ni dans un endroit nanti d'une enfilade de trois pièces consécutives sans possibilité d'accès secondaires pour pouvoir les séparer.

Bien que profondément marqué par ses origines chinoises, autrement dit par une vue du monde physique qui surprend généralement les Occidentaux, le Feng Shui s'adapte à toutes les cultures. Ce n'est ni une secte ni une religion, mais une série de principes que n'importe qui peut appliquer dans son habitation (et commerce) afin d'y produire une énergie favorable à sa santé et prospérité.

Le concept fondamental du Feng Shui repose sur la notion d'un univers entièrement constitué d'une seule et unique masse d'énergie s'exprimant de toutes les façons possibles et imaginables. Un fait corroboré depuis plus d'un siècle par la physique quantique (science qui vise à explorer la matière jusqu'en ses ultimes profondeurs), mais si difficile à observer concrètement que bien des gens le réfutent encore. L'idée qu'une énergie, débordante de vie, intelligente et toute puissante, puisse bâtir le monde les dépasse complètement. Ils s'empêchent néanmoins de comprendre les lois énergétiques qui gouvernent la création dans sa totalité.

Nous vivons immergés dans un océan d'énergie où des courants invisibles contribuent à notre bien-être quand ils sont imprégnés de Ch'i. C'est l'absence de Ch'i dans un lieu qui le rend maléfique, qui l'imprègne de « Sha », le terme employé pour décrire l'énergie nocive qui conduit au malheur. D'où ce besoin de choyer le Ch'i, indispensable à la vie et à tous ses plaisirs.

Les endroits sombres, confinés, sales, dangereux, ne contiennent aucun Ch'i. Ils sont saturés de Sha, et par conséquent lugubres et malsains. Le Ch'i aime la beauté et l'harmonie, les couleurs, la clarté et la joie. Les endroits ainsi faits sont remplis d'une énergie qui conduit au bien-être. Ils sont confortables, sécurisants, heureux ; des conditions cruciales, car nous puisons nos ressources énergétiques dans notre environnement immédiat.

Dans la pratique du Feng Shui, que l'on nomme aussi « l'acupuncture de l'espace », l'habitat se compare au corps humain. La porte d'entrée principale est sa bouche, les fenêtres sont ses yeux, les toilettes sont ses organes d'élimination, les couloirs sont ses artères, la cuisine est son cœur. Le sous-sol représente aussi le passé avec tout ce qui est enfoui en nous, et le grenier évoque l'avenir, souvent bouché quand s'y empilent des choses qui ne servent plus à rien n'offrant souvent pas plus d'intérêt à nos héritiers, sinon le souci de devoir les évacuer un jour.

Tout contient un message symbolique que l'on apprend à déchiffrer afin de pouvoir le modifier en cas de correspondance nocive. Des images choisies pour orner nos murs à la manière d'installer nos meubles, l'aménagement complet de notre logement nous décrit à la perfection. Nous y projetons notre monde intérieur avec toutes ses joies, mais aussi ses nombreuses privations. Une entrée bourrée de meubles qui empêchent la porte de s'ouvrir à fond dénote un désintérêt profond pour l'avenir, sans foi dans les opportunités nouvelles qui pourraient se présenter. Un intérieur morne dépeint la peur de l'inconnu avec le rejet systématique de la nouveauté et de l'imprévu.

Nous vivons dans des lieux qui vibrent à l'unisson avec notre propre énergie, attirés par les endroits qui reflètent nos richesses comme nos manques, avec l'envie d'en changer ou de les modifier dès que nous effectuons une transformation intérieure importante. À ce propos, ne commencez pas à tout chambouler chez vous à la lecture de ce livre. Si les choses vont bien dans votre vie, c'est que l'énergie y est bonne (nous pratiquons tous le Feng Shui intuitivement, avec plus ou moins de bonheur selon nos blocages intérieurs). Vous pouvez toujours donner un souffle nouveau à votre domicile en changeant certains objets de place afin que leur symbolisme s'accorde au mieux avec les secteurs du Bagua, mais ne vous engagez pas dans des modifications structurales sans avoir pris soin d'étudier l'harmonie énergétique qui en résulterait. Une aile rajoutée à un bâtiment peut en détruire tout l'équilibre.

Discipline plusieurs fois millénaire, une vie entière ne suffirait pas à l'étude complète du Feng Shui. Mais il y a des règles de base qui s'apprennent relativement facilement et qui sont amplement suffisantes pour produire une excellente énergie chez soi. Il suffit qu'elle puisse circuler partout à son aise en y puisant les éléments indispensables à sa vitalité. Et pour cela, vous trouverez toutes les informations nécessaires dans ce livre.

Ne vous laissez pas déborder par l'ampleur des instructions. Commencez par corriger symboliquement les défauts qui pourraient exister dans le contour structural de votre maison ou de votre appartement afin d'y introduire tous les secteurs du Bagua. Cette étape est cruciale. S'il venait à manquer ne serait-ce qu'une infime partie du Bagua, vos efforts risqueraient d'être inutiles. Si l'entreprise vous paraît trop difficile, offrez-vous une petite consultation de Feng Shui. Vous gagnerez énormément en compréhension de l'énergie particulière qui réside chez vous.

Qu'il s'agisse de conseils donnés par un professionnel ou glanés dans ce livre, ne suivez que ceux qui vous plaisent vraiment. Si l'on vous dit de faire une chose qui n'est pas à votre goût, ignorez cet avis. Il y a toujours d'autres alternatives. Par exemple, un miroir Pa-Kua mis au-dessus d'une porte d'entrée pour juguler une arrivée nocive d'énergie se remplace couramment par un bouton de porte en cuivre poli ou une peinture laquée.

Attention également aux instructions inutiles en Occident et qui parsèment de nombreux ouvrages sur le Feng Shui. Elles sont sorties de leur contexte, telle une énergie instable et dangereuse qui viendrait de l'Ouest. En Chine, le danger d'invasion arrivait de l'Ouest, d'où ce besoin de surveillance stipulé dans les traités classiques de Feng Shui. Ou encore la nécessité de se protéger des vents du Nord-ouest (venant de Mongolie et transportant une poussière jaune épouvantable) qui ne soufflent évidemment pas jusque dans nos campagnes. Dans nos régions, la seule difficulté pouvant venir de l'Ouest sont les rayons du soleil couchant, lorsqu'ils nous éblouissent à l'intérieur des maisons.

Appliquez le Feng Shui là où vous habitez en ce moment, même si cet endroit est temporaire, minuscule, détestable. N'importe quel lieu peut vous être bénéfique en y introduisant le Ch'i. L'ajout d'énergie vous portera bonheur. Des portes nouvelles s'ouvriront à vous. Le Feng Shui nous apporte généralement assez vite ce qu'il y a de plus urgent dans nos vies. Quant au reste, disons le billet de loterie gagnant, sans les capacités intérieures qui permettent de recevoir ce genre de chose, on peut attendre longtemps !

L'impact du Feng Shui sur nos vies est profond et durable, néanmoins, la médiocrité doit disparaître avant d'atteindre la perfection recherchée, produisant parfois un instant de confusion et de chaos. Ainsi, la perte d'un travail déplaisant, bientôt remplacé par un emploi nettement meilleur ou une séparation affective, pourtant nécessaire peut donner lieu à une période d'incertitude et d'anxiété et causer une grande impression de vide avant la reprise d'un rythme de vie agréable. Le Feng Shui « n'arrange » pas les choses finies ou dépassées, il les liquide, nous poussant parfois d'un coup sec dans l'inconnu cette contrée inexplorée où nous n'avons plus nos repères habituels, mais si chèrement souhaitée malgré les frayeurs qui nous enfoncent dans des situations intenables.

Le Feng Shui n'est cependant qu'un aspect de l'équation. D'autres choses entrent en ligne de compte pour nous aider à réaliser nos souhaits. À commencer par l'élimination systématique de nos croyances restrictives. L'adhésion à des idées telles que de se croire trop vieux pour retrouver un emploi intéressant et lucratif, de n'être pas assez bon dans sa profession pour bien se faire payer, ou de s'imaginer qu'une transformation bénéfique est impossible nécessite un travail d'épuration avec EFT. Le cap important que l'on espère franchir avec le Feng Shui ne peut se faire qu'en éliminant nos oppositions intérieures.

Quels problèmes désirez-vous résoudre ? Quelles sont vos aspirations ? EFT et le Feng Shui vous donnent les moyens de solutionner vos problèmes et de réaliser vos souhaits. Au cas où vos efforts se relâcheraient, ne vous laissez pas avoir à ce jeu. Ce sont vos anciens diktats qui se font entendre. Faites quelques rondes de *tapping* sur votre découragement, vos envies de tout abandonner. Une courte séance journalière est votre ticket d'entrée pour un monde nettement meilleur. Le bon Feng Shui de votre habitation suivra automatiquement. Vous y effectuerez tout naturellement des changements bénéfiques dans un reflet parfait de votre nouveau bien-être.

## La mise en pratique du Feng Shui

Avant de pénétrer dans le domaine de l'enrichissement des secteurs du Bagua, l'aspect le plus amusant du Feng Shui avec tous ces objets symboliques que l'on place un peu partout chez soi, il faut commencer par bien remplir son habitat de Ch'i. S'il ne pouvait franchir la porte d'entrée ou s'étiolait à l'intérieur par défaut d'éléments nourriciers, le placement de ces objets ne servirait à rien. Ce n'est pas l'objet en lui-même qui nous apporte ce que nous désirons, mais notre subconscient, aidé par la bonne énergie qui circule chez nous. L'objet ne sert qu'à préciser nos demandes. C'est un point important à retenir, car certains s'étonnent qu'une écuelle remplie de pièces de monnaie placée dans le secteur de l'argent n'améliore pas leurs finances, mais ils oublient de noter l'absence de Ch'i qui sévit à travers toute leur demeure.

Les règles qui vous sont données plus loin sont pleines de bon sens et, par conséquent, faciles à suivre. Il n'y a rien d'occulte dans la pratique du Feng Shui. Avec un peu d'expérience, vous sentirez la présence du Ch'i aussi nettement que s'il se montrait visiblement. Dans les endroits où il est absent, vous noterez qu'il se dégage un air malsain qui vous rend léthargique ou vous donne envie de partir. Le Feng Shui permet de déchiffrer ces éléments physiques nocifs et de nous en prémunir en suivant une série de lois simples.

Celles qui vous sont présentées ici sont amplement suffisantes pour vous aider à faire de votre domicile une inépuisable fabrique de Ch'i, un endroit où vous pouvez vous ressourcer dans une atmosphère particulièrement agréable, grâce au mélange harmonieux des composants que vous y aurez introduits. Le bon Feng Shui n'est jamais criard. À moins de bien le connaître, il se remarque à peine. C'est par l'ambiance qu'il crée que l'on note sa présence.

L'équilibre et l'harmonie sont les tenants et les aboutissants du Feng Shui. Le petit peuple n'y avait pas accès, hormis dans un almanach pour l'agriculture, et ceux qui s'y risquaient en-dehors de ces règles étaient sévèrement punis. Seuls les riches et les puissants pouvaient l'utiliser dans son ensemble, suivant des principes fournis par des maîtres infiniment vénérés qui résidaient généralement auprès d'eux. La construction et le maintien des demeures, ainsi que l'ordonnance de la vie familiale suivaient des lois strictes où rien n'était laissé au hasard. Ceci a bien évidement changé depuis l'éclatement du noyau familial, cependant les règles de base persistent, à commencer par la nécessité absolue de maintenir son domaine personnel harmonieusement organisé.

## L'ordre et la propreté

Dans les endroits mal tenus où règnent le désordre et la crasse, l'adversité s'installe. Ce qui ne veut pas dire que le bonheur campe dans les lieux bien récurés. Mais il faut commencer par là. Comme un peintre qui prépare sa toile avant d'y projeter sa création. Le désordre, ce ne sont pas seulement les choses qui traînent un peu partout, mais aussi toutes celles que l'on garde par obligation, par peur de blesser un proche en les donnant ou parce que l'on pourrait en avoir besoin un jour bien qu'elles ne servent jamais à rien.

Un amas inutile fait stagner l'énergie parce que les objets ne bougent pas de place. Les armoires bourrées de vêtements que l'on ne porte plus, de projets à moitié finis, les tiroirs remplis de « trésors » dont on serait bien incapable d'établir la liste, les placards de cuisine débordants d'appareils ménagers, souvent cassés ou trop compliqués à utiliser, d'épices sans âge, de vitamines qui ont perdu leur efficacité depuis longtemps, voire le dessous des lits en guise de cave détruisent le Ch'i qui doit pouvoir circuler partout à son aise. Et que dire des garages où l'on entrepose des choses sans commune valeur avec le prix de la voiture qui doit coucher dehors ? Ou ce coin du jardin qui sert de dépotoir ? À l'intérieur comme à l'extérieur d'une propriété, tous les espaces comptent dans la pratique du Feng Shui, même le débarras enfoui sous l'escalier, parce qu'ils sont associés à un aspect de la vie en fonction de leur situation dans le Bagua. Et comme tous les secteurs du Bagua forment un ensemble intimement uni, un secteur mal en point détériore obligatoirement l'énergie de tous les autres.

Les gens qui entassent à n'en plus finir crient tout fort leur besoin d'être rassurés et ils se plaignent fréquemment d'avoir le poids du monde à porter sur leurs épaules. Tout est compliqué avec eux. Le moindre dérangement les perturbe. Au propre comme au figuré, ils sont pris dans un carcan étouffant. Quant à ceux qui négligent leur environnement personnel, chez eux ou au travail, qui laissent tout traîner et s'abîmer, ils font preuve d'une absence complète d'égard envers eux-mêmes, sans parler du dérangement qu'ils causent à autrui. Puis, ils s'étonnent d'aller d'échec en échec. Mais il est impossible de penser clairement dans un endroit en désordre, d'avoir les idées larges et de prendre de bonnes décisions. Les choses importantes se perdent dans le fouillis ambiant, et les problèmes s'amoncellent, jusqu'au jour où tout finit par se détériorer complètement. Personne ne peut s'épanouir dans un lieu sale, désordonné, sombre, surchargé d'objets et de meubles, ou trop vide, sans couleur. C'est impossible, car le Ch'i y est pratiquement absent.

La première chose à faire lorsqu'on se lance dans la pratique du Feng Shui, c'est de poser un regard neuf sur tout ce qui nous entoure. Il faut avoir le courage de vider son grenier, sa cave, de tout sortir des placards pour n'y remettre que les choses qui servent ou que l'on apprécie pour leur beauté. Il n'est pas question ici de vivre dans le dénuement. On peut garder tout ce qu'on veut, à condition d'organiser sa maison de façon qu'elle soit plaisante à voir, qu'elle sente bon et qu'on y soit bien. Ce qui compte, c'est que le tout forme un ensemble harmonieux où chaque chose a trouvé sa place.

Jetez, donnez, vendez, échangez ce dont vous n'avez plus besoin. Et surtout ce qui vous encombre l'esprit en vous empêchant d'effectuer une percée gagnante dans l'avenir. Les objets nous parlent du passé. On pense ne plus y faire attention, mais nous captons sans cesse leurs messages. La robe que l'on garde d'un premier mariage, les choses laissées derrière par un être qui a disparu de notre vie, le lit que l'on a partagé pendant des années avec un autre nous retiennent dans un passé révolu. Pour repartir à neuf, il faut faire le vide. Se décharger du poids des années qui se sont accumulées chez nous par un amas de choses que l'on garde sans véritable plaisir. Cette étape d'épuration est cruciale quand on veut aller de l'avant, voire se sortir d'une profonde dépression, d'une anxiété chronique, de migraines ou d'un problème de poids.

Entamez cette évacuation à votre rythme. En cas de dilemme, si vous vacillez entre l'obligation de garder un article et l'envie de vous en débarrasser, faites quelques rondes de *tapping*. Faites de même lorsqu'une émotion forte vous submerge.

Ce n'est pas rien que de se détacher de son passé ; il est rassurant. On voit que l'on s'est sorti des pires difficultés plutôt bien. C'est l'inconnu qui fait peur avec son syndrome très humain de perte et de manque. Alors on veut garder le maximum de choses, y compris celles qui ne serviront plus jamais à rien. Mais notre énergie se sclérose quand on vit dans un environnement qui reste toujours pareil. On y végète dans une existence morne et routinière. Or, la vie, c'est le mouvement, le passage des gens et des choses, les projets qui se font et se défont et les surprises.

Ouvrez les fenêtres en grand pour laisser filer l'air vicié. Tirez les rideaux pour faire pénétrer le maximum de lumière. Rangez votre bibliothèque. Ne gardez que les ouvrages plaisants. Laissez-y de l'espace vacant pour les volumes à venir. Débarrassez-vous des vieux journaux, des magazines que vous ne relirez jamais. Changez de place les plantes qui sont mal en point ou donnez-les, jetez-les. Décrochez du plafond toutes celles qui pendouillent, elles empêchent le Ch'i de s'élever dans les airs. Expulsez les fleurs séchées qui n'ont pas été traitées pour garder une apparence de fraîcheur, les bouquets fanés, les pots-pourris qui ont perdu leur senteur. Changez les vitres abîmées, les ampoules mortes. Jetez à la poubelle tout ce qui est cassé, périmé, moche, inutile. Effectuez la visite de votre armoire à pharmacie, de votre sac à main, de votre trousseau de clefs, de votre carnet d'adresses, de vos filières d'ordinateur. Nettoyez les lustres, le haut des armoires, le tour des portes, les moulures, le fond des placards, sous l'évier, les lavabos. Prenez exemple sur la nature qui fait un nettoyage continu pour conserver sa vitalité.

Pensez aussi à nettoyer à fond vos trouvailles acquises chez les brocanteurs avant de les installer chez vous. Vous ne rapportez pas un objet inerte mais plein d'une énergie plus ou moins bénéfique selon l'endroit où il a séjourné avant d'entrer en votre possession. Qui sait, il a peut-être passé dix ans à entendre des pleurs dont il s'est imprégné? Protégez-vous des ondes nocives qu'il pourrait irradier en le lavant à l'eau savonneuse ou en passant lentement, tout autour, une forte fumée d'encens.

## L'entrée

Le Ch'i pénètre à l'intérieur de nos habitations par la porte d'entrée principale, celle qui a été conçue par l'architecte, en souhaitant qu'elle s'accorde aux proportions de l'espace, afin d'en accueillir la bonne mesure. Tout ce qui se trouve aux alentours de cette porte, tant côté public que privé, revêt une importance capitale. La quantité et la qualité de Ch'i que l'on peut introduire chez soi en dépendent.

### *Règles à suivre « côté public » de la porte d'entrée*

Placez-vous sur le seuil de votre porte d'entrée en regardant vers l'extérieur directement devant vous. Voyez-vous un long couloir, la porte du voisin, un ascenseur, des escaliers qui montent ou qui descendent? L'angle d'une maison ou d'un toit, la tranche d'un panneau publicitaire ou n'importe quel autre élément formant une saillie qui se dirigerait vers votre porte?

Y a-t-il un pylône, un pilier, un arbre, un lampadaire ou tout autre élément haut et étroit qui vous sectionne la vue? Votre porte donne-t-elle sur une longue allée, droit sur le portail du jardin, dans l'apex d'un virage, sur une montagne ou sur une proche colline? Sur une rue se dirigeant vers vous? Une ruelle étroite entre deux immeubles, tel un goulet? Une route à grande circulation, un échangeur d'autoroute, des rails de chemin de fer ou toute autre voie potentiellement dangereuse? Sur un commissariat de police, une institution caritative, une prison, un hôpital, un cimetière, tout endroit lié à la souffrance et aux tourments? D'un endroit où s'échappe trop de bruit aussi, comme une caserne de pompiers, une école, un bar?

Tous les éléments ci-haut mentionnés nuisent grandement à la qualité du Ch'i quand ils n'en détruisent pas complètement les propriétés bénéfiques. C'est alors une onde malsaine qui va s'introduire chez vous dont il faut commencer par vous protéger. Pour cela, l'idéal serait de pouvoir déplacer ou détruire l'élément nuisible, ce qui est souvent peu réalisable.

Il faut alors fragmenter et éparpiller l'énergie nocive au moyen de certains expédients, parfois étranges mais efficaces. C'est la raison pour laquelle, en Extrême-Orient, les habitations traditionnelles sont souvent pourvues d'un petit muret installé à courte distance de la porte d'entrée, soit dans la première pièce de réception ou à l'extérieur.

Pour fragmenter et éparpiller l'énergie nocive vous pouvez utiliser un miroir Pa-Kua, le remède le plus communément employé par les Orientaux (on le trouve facilement dans leurs commerces). Fixez-le solidement au-dessus de la porte et pensez à nettoyer la glace de temps en temps afin qu'elle continue à bien repousser les ondes nocives. Un petit miroir ordinaire peut aussi faire l'affaire.

Sinon, et à condition de ne pas laisser la porte ouverte aux beaux jours, vous pouvez également rehausser le côté extérieur de la porte d'une peinture vernie ou installer un poussoir rond en cuivre (en l'astiquant souvent pour qu'il garde son poli) ou encore fixer une plaque de métal brillant gravée de votre nom. Vous l'aurez compris, ce qui compte, c'est de poser quelque chose qui miroite pour renvoyer l'onde malsaine au loin.

Pour former un bouclier protecteur, vous pouvez planter une haie d'arbres, installer une fontaine circulaire assez majestueuse ou une jardinière massive joliment remplie de plantes qui continueront à faire bel effet tout l'hiver ou encore bâtir un muret en vous souvenant qu'il faut garder assez d'espace pour ne pas gêner le passage dans la maison.

S'il y a une forme haute et étroite en face de la porte, faites pousser une plante devant celle-ci ou appliquez un petit miroir à la hauteur des yeux afin d'effectuer une trouée symbolique qui rétablit le mouvement de l'énergie ou encore installez un objet circulaire en métal si vous préférez (voir ci-après le cycle des Éléments).

Puis, suspendez un chandelier en cristal dans l'entrée ou une petite boule de cristal à facettes afin de purifier l'énergie encore mieux, et mettez-y une belle plante avec de la lumière si l'endroit est sombre.

Ceci fait, assurez-vous que l'arrivée dans votre habitation soit aussi plaisante que possible. Éclairez le seuil toute la nuit. Évitez de poser une série de petits objets au sol. Si l'espace le permet, installez une haute plante dans un superbe cache-pot de chaque côté de la porte. Mettez un grand paillasson, le plus beau qui soit. Le numéro de l'appartement ou de la maison doit être bien visible aussi afin qu'on n'ait pas à vous chercher avec le risque de ne pas vous trouver.

Retirez immédiatement tout ce qui est laid et mal entretenu des pourtours extérieurs de votre entrée, également tout ce qui empêche de bien voir la porte et de pénétrer facilement dans votre demeure. Élaguez les plantes et jetez celles qui sont mortes ou mal en point. Rafraîchissez la peinture. Changez la serrure ou les gonds, le paillasson s'il le faut. Ne lésinez pas, car le Ch'i est trop précieux pour qu'on n'en prenne pas soin. Et surtout, n'installez pas les poubelles près de la porte d'entrée. Si vous ne pouvez pas faire autrement, procurez-vous une boîte spéciale où les cacher.

La porte d'entrée doit être protégée des éléments par une avancée de toit, sans carreaux vitrés (afin que l'on ne puisse pas voir du dehors ce qui se passe à l'intérieur, surtout la nuit); elle doit s'ouvrir entièrement, de préférence vers l'intérieur de l'habitation.

La porte peut être revêtue d'une couleur qui s'accorde à la direction cardinale à laquelle elle fait face. Au nord: noir, blanc, blanc crème, gris, bleu marine, vert foncé, bois naturel, n'importe quel ton très sombre (y compris rouge tel qu'un grenat ou bourgogne). Au sud: n'importe quel ton de rouge, vert, violet intense, bois naturel. À l'est: vert, bleu, noir, bois naturel, n'importe quel ton très sombre. À l'ouest: blanc, blanc crème, jaune, marron, n'importe quel ton pastel. Au Sud-est: vert, bleu, violet, rouge sombre. Au Sud-ouest: jaune, marron, rose, rouge orangé, corail. Au Nord-ouest: blanc, blanc crème, noir, gris, n'importe quel ton pastel. Au Nord-est: vert foncé, bleu marine, rouge sombre, bois naturel.

L'arrivée vers la porte d'entrée doit être assez large pour que deux personnes puissent passer de front. L'idéal, c'est un chemin qui s'évase tranquillement jusqu'au seuil d'entrée, muni d'un grand perron.

Dans les régions du sud-ouest des États-Unis, par souci de conserver l'eau, les gens remplacent fréquemment leur gazon par un amas de pierraille qui endommage le Ch'i. Il faut adoucir l'endroit en parsemant le sol de plantes qui s'étalent sur les cailloux et dissimuler l'arête tranchante des grosses pierres par des plantes qui poussent en prenant appui sur les pierres. La mode est aussi aux rivières de cailloux ronds dont le tracé se perd sur le chemin qui borde la maison; une idée qui crée une déperdition extraordinaire de Ch'i en le propulsant hors des lieux et qu'il faut absolument bannir du paysage.

### *Règles à suivre « côté privé » de la porte d'entrée*

C'est dans l'entrée que le Ch'i se recompose avant de parcourir les habitations. Il faut donc lui en donner les moyens confortablement. Tout d'abord, la porte doit pouvoir s'ouvrir à fond. C'est essentiel. Il faut enlever tout ce qui gêne son ouverture complète : un meuble, un banc, un fauteuil ou un porte-parapluies.

Évitez de poser un miroir directement en face de la porte d'entrée (sauf s'il reflète une jolie rivière ou une belle étendue d'eau). S'il y en a déjà un et que vous ne pouvez pas l'ôter, installez un meuble devant celui-ci et décorez-le d'une série d'objets reflétant la présence des cinq éléments (voir ci-après) ou d'un superbe arrangement floral ou d'une plante en parfaite santé. Vous pouvez également poser un grand tableau sur le miroir pour faire complètement disparaître ce dernier.

Vous avez peut-être entendu dire qu'une fontaine dans l'entrée produit une énergie bénéfique. C'est vrai, mais à condition que l'endroit où vous habitez ne soit ni trop froid ni trop humide et que le jaillissement de l'eau ne se dirige jamais vers la porte d'entrée.

L'entrée doit également être très bien éclairée, car les lieux sombres repoussent le Ch'i. Il y faut de la couleur aussi. Un tapis au sol est recommandé s'il ne gêne pas l'ouverture de la porte. Si vous voulez que les gens retirent leurs chaussures, installez un meuble à cet effet. Enlevez tout le superflu du vestibule. Pas de vieux journaux, de chaussures qui traînent, et encore moins de poubelles. Faites de ce lieu de transition entre la vie publique et la vie privée un endroit agréable et reposant. Vous le pouvez, même dans un tout petit espace.

Quand, dans l'entrée, il y a une porte qui donne sur des toilettes, il faut qu'elle reste toujours bien fermée. Vous pouvez y appliquer un grand tableau pour la dissimuler encore mieux.

S'il y a un mur en face de la porte d'entrée, n'y posez pas de miroir mais un grand tableau paré d'une vue qui offre une vaste perspective ou une série de tableaux illustrant un thème commun.

Si, dès l'entrée, deux perspectives s'offrent en coupant le champ de vision (un œil se pose sur un mur, tandis que l'autre pénètre au fond d'une pièce), il faut orner la partie mur d'une belle illustration et placer quelque chose (colonne avec une grande plante, une tenture, etc.) dans son enfilade afin de dissimuler la vue dans la pièce, créant ainsi une sorte de faux couloir.

Si votre porte donne directement sur des escaliers qui montent ou qui descendent, cet aspect architectural provoque un déséquilibre énergétique important à travers toute votre demeure.

Pour des escaliers qui montent, l'idéal serait de faire dévier les dernières marches afin de les éloigner de la porte d'entrée. Sinon, posez une porte à l'orée des escaliers ou une lourde tenture pour les dissimuler, ou suspendez un lustre en cristal (ou une boule de cristal à facettes) entre la porte d'entrée et les escaliers et posez un joli tapis au sol. Quand l'espace le permet, mettez une belle plante haute près du départ des marches ou à coté de l'entrée.

En cas d'escaliers qui descendent, posez une porte (et non pas une tenture) ou appliquez les remèdes qui viennent d'être mentionnés pour des escaliers qui montent. Si ce sont des escaliers à double service, il faut suspendre un cristal rond à facettes au-dessus de la première marche de la section montante et un autre au-dessus de la première marche de la section descendante. Si l'espace le permet, placez aussi une grande plante à l'endroit où les escaliers se séparent, une statue, ou un guéridon agrémenté d'une composition décorative reflétant les cinq Éléments (voir ci-après).

S'il y a une fenêtre directement en face de la porte d'entrée ou si la porte de derrière se voit de l'entrée, il faut placer un écran entre les deux pour retenir le Ch'i à l'intérieur du domicile, tels un guéridon orné d'une belle composition florale, une tenture ou tout autre élément s'accordant à la décoration des lieux et qui ne gêne pas la circulation. Sinon, il faut suspendre un chandelier en cristal (ou une boule à multiples facettes) entre la porte et la fenêtre, et si possible, poser une belle plante près de la fenêtre. Comme il faut recueillir le maximum de lumière dans la journée, il n'est pas conseillé de laisser de lourds rideaux tirés, ce qui serait autrement un bon remède. Des rideaux en voile transparents ne sont pas suffisants pour retenir le Ch'i.

Si votre porte d'entrée occupe un mur de biais, il faut suspendre un chandelier en cristal dans l'entrée ou un cristal sphérique à facettes afin d'harmoniser le Ch'i. Cette intervention est cruciale, car ce biais provoque des imprévus détestables, un fait prouvé depuis longtemps dans la pratique du Feng Shui.

Si votre porte d'entrée donne immédiatement dans le salon, assurez-vous qu'aucun angle de meuble ne s'y dirige, un aiguillon qui retirerait au Ch'i ses propriétés bienfaisantes dès son arrivée chez vous.

Si vous trouvez plus pratique d'entrer et de sortir de votre habitation en empruntant un passage secondaire, traitez cette arrivée aussi richement que l'entrée principale, car c'est par là que le Ch'i pénètre chez vous (quand il le peut). Il lui faut de la place pour se mouvoir et il s'abîme vite quand il doit traverser des endroits biscornus, sombres ou mal entretenus. Utilisez l'entrée principale aussi souvent que possible.

### Les salles de bains

Après le débarras des choses inutiles et l'agencement de l'entrée pour la rendre aussi accueillante que possible, voici les lois gouvernant les salles de bains et les toilettes. Ces endroits donnent lieu à des règles strictes en raison de la déperdition de Ch'i qu'ils peuvent occasionner, due à sa propension de fuite à travers les canalisations d'eau. Par ailleurs, l'énergie qui baigne les salles de bains et les toilettes est de nature excessivement Yin (voir Yin et Yang dans les pages suivantes) qu'un manque de lumière ou de ventilation augmente en puissance, dépouillant le Ch'i de ses qualités Yang à travers toute la demeure. Or l'énergie doit rester très Yang pour nous être bénéfique.

Les règles qui vous sont proposées plus loin s'appliquent à toutes les salles de bains et les toilettes qui se trouvent chez vous, peu importe leur situation dans le Bagua particulier de votre domicile. Vous avez peut-être entendu dire que ces endroits, lorsqu'ils sont situés dans le secteur de l'argent, peuvent provoquer des pertes matérielles importantes ou nuire à votre union s'ils occupent le secteur associé à l'amour. Une déperdition d'énergie dans n'importe quel secteur du Bagua peut être coupable d'une pénurie d'argent ou de problèmes dans un couple. De ce fait, ne vous affolez pas si l'on vous dit que la situation de votre salle de bains ou de vos toilettes vous condamne d'avance aux ennuis. Il n'en sera rien si vous adhérez aux normes suivantes.

Le tout premier principe, celui qui revêt le plus d'importance sur l'accumulation et le maintien du Ch'i dans votre demeure, consiste à toujours bien refermer le couvercle des toilettes après usage. Feng Shui ou pas, c'est de toute façon plus agréable à l'œil. Pensez aussi à bien reboucher les évacuations d'eau des lavabos et de la baignoire après usage, car le Ch'i s'enfuit également par ces canalisations.

Faites immédiatement réparer la moindre fuite d'eau chez vous (y compris celles à l'extérieur si vous avez un jardin ou une terrasse avec une arrivée d'eau). Aussi étrange que cela puisse paraître, les fuites d'eau se soldent généralement par des drames graves, comme une faillite ou le décès d'un proche. Ne prenez pas ce conseil à la légère, malgré la facture élevée des plombiers.

Faites aussi réparer les lavabos, les baignoires, les cuvettes de toilettes, les réservoirs d'eau qui bringuebalent, qui sont craquelés ou bouchés. Pensez toujours à bien refermer la porte de la salle de toilettes derrière vous. Si elle se trouve dans l'entrée, au bout d'un couloir ou dans une cuisine, faites-la disparaître derrière un grand tableau ou un miroir (à condition qu'il ne reflète pas la porte d'entrée dans l'habitation).

Incorporez des éléments Yang dans les salles de bains (ventilation, plantes, couleurs claires, matériaux lisses, etc.) afin d'éliminer rapidement l'apport régulier de Yin qui s'effectue quand on y prend un bain ou une douche.

Les murs, le sol et le plafond doivent être revêtus de matériaux lavables de tons clairs. Évitez la moquette, mais posez des tapis qui se changent facilement. Le système d'éclairage doit être excellent de même que la ventilation. Tout ce qui peut accélérer l'assèchement du lieu est préconisé, comme les porte-serviettes chauffants. Ouvrez en grand le rideau ou la porte de douche après vos ablutions. Quand on les laisse toujours fermés, l'énergie Yin s'accumule derrière.

Les mauvaises odeurs dans une salle de bains ou de toilette sont dues à un grave excès de Yin qui détruit le Ch'i. Les endroits sans fenêtre doivent être pourvus d'une excellente ventilation. Il faut y mettre aussi une lampe de nuit qu'on laisse toujours allumée. Les plantes collaborent au nettoyage du Ch'i et s'épanouissent dans l'humidité et la chaleur. Si l'éclairage est suffisant, mettez-en quelques-unes dans la salle de bains, en évitant celles qui ont des feuilles pointues et coupantes ou qui pendouillent du plafond.

Les miroirs doivent être posés bien à plat contre les murs, assez haut pour que la tête s'y reflète complètement. Il ne faut jamais avoir à prendre une pose biscornue pour se regarder dans un miroir.

Si vous avez une salle de bains attenante à votre chambre à coucher, gardez la porte bien fermée. S'il n'y en a pas, faites-en poser une ou suspendez une tenture. La séparation est nécessaire afin que l'énergie Yin n'envahisse pas la chambre lors de vos ablutions.

Il va de soi qu'on doit aussi garder les salles de bains et les toilettes d'une propreté impeccable et les décorer de manière plaisante en y incorporant de la couleur. Tout ce qui participe au raffinement de ces lieux particuliers, vite sales et malodorants dès qu'on les néglige, contribue à en faire des endroits bien pourvus en Ch'i qui ne peuvent en aucun cas nuire à l'équilibre énergétique d'un domicile.

## La cuisine

Une attention toute spéciale est réservée à la cuisine dans la pratique du Feng Shui, parce qu'elle est étroitement liée à la prospérité. Sinon très spacieuse, il faut qu'elle soit claire, propre, parfaitement organisée et surtout très bien ventilée quand il n'y a pas de fenêtre.

Pour des raisons d'hygiène et d'odeurs évidentes, les chambres à coucher, les salles de bains et les toilettes ne doivent jamais donner dans une cuisine. Si le cas se présente chez vous, tenez les portes fermées en permanence, et dissimulez-les derrière un grand tableau ou un miroir. En supplément, posez une superbe plante sur le comptoir de la cuisine le plus proche de ces portes.

La table de cuisson doit être munie de brûleurs en parfait état de marche. Servez-vous de temps à autre de ceux qui sont à l'arrière. Au cas où vous ne feriez pour ainsi dire jamais la cuisine, faites au moins chauffer de temps en temps l'eau du thé ou du café sur ces brûleurs, en les alternant.

Si vous tournez le dos à la porte quand vous cuisinez, placez aux alentours un objet brillant de manière à refléter l'entrée. Ceci afin que personne ne puisse vous surprendre en entrant dans la pièce. La porte d'un four micro-onde joue bien ce rôle quand elle est faites d'un matériau brillant et que ce dernier est placé au-dessus de la plaque de cuisson.

Placez un objet en bois (planche à découper, ustensiles, rouleau d'essuie-tout, plante, panier de fruits frais, voire quelques tiges d'allumettes) entre l'évier et la table de cuisson s'ils sont placés côte à côte. S'ils se trouvent l'un en face de l'autre, posez un tapis au sol, vert, bleu, fleuri ou fait d'une matière végétale. Ceci permet d'harmoniser le feu et l'eau (voir Éléments dans les pages suivantes) qui entrent en conflit quand il n'y a pas de bois pour les séparer. Laissez autant d'espace vide que possible sur les comptoirs. N'y mettez que des choses d'utilité quotidienne ou d'aspect décoratif.

L'éclairage doit être vif sans causer d'éblouissement. Adoucissez la lumière qui descend des plafonniers en installant une ou plusieurs lampes sur les comptoirs tout autour de la cuisine.

Ne posez jamais de moquette mais un revêtement au sol facilement lavable. Les tapis doivent pouvoir se laver commodément aussi. Ne mettez pas de papier peint sur les murs mais une peinture claire lavable. Le plafond ne doit pas être d'un ton plus foncé que les murs afin que l'énergie puisse bien se déployer en hauteur. Le blanc est recommandé.

Les tuyaux d'évacuation d'eau doivent être dissimulés dans des coffrages ou peints de la même couleur que les murs. Ne jamais en faire des éléments décoratifs.

Si possible, amplifiez symboliquement l'espace d'une petite cuisine en posant un grand miroir sur l'un des murs, prenant soin qu'il ne « coupe » pas le haut de la tête des gens qui passent devant. La méthode de Feng Shui du Pr. Lin Yun préconise la pose de petits miroirs derrière les tables de cuisson afin de « doubler » la quantité de nourriture en préparation. Cet avis est déconseillé en raison de la petitesse des miroirs qui sectionne votre reflet.

Les produits d'entretien, balais, pelle à poussière, aspirateur doivent être rangés dans un placard. La poubelle aussi, sinon il faut qu'elle ait un couvercle.

## Les chambres à coucher

Toutes les chambres, et particulièrement la vôtre, doivent être agencées selon des critères bien précis afin d'y créer une énergie propice à la santé, à l'affectif et aux biens matériels. C'est un lieu très important qu'il ne faut jamais négliger.

La position du lit est cruciale et s'effectue toujours en fonction de l'emplacement de la porte d'entrée dans la chambre. Il faut que vous puissiez voir immédiatement qui entre dans la pièce quand vous êtes allongé sur votre lit, mais sans que l'énergie passant par la porte puisse se jeter directement sur vous.

Au cas où il vous serait impossible de déplacer votre lit, vous pouvez remédier au déséquilibre énergétique qui se produit en choisissant parmi les remèdes suivants ceux qui vous conviennent le mieux :

a) Si le pied du lit se dirige vers la porte, installez un élément assez haut, tels un paravent, un panneau de tissu, un meuble faisant la largeur du lit agrémenté d'objets qui font écran ou un haut pied de lit.

b) Si la place manque entre le pied du lit et la porte pour installer le remède ci-haut mentionné, suspendez une boule de cristal à facettes au plafond entre le lit et la porte et fermez la porte en vous couchant.

c) Si la porte se trouve sur l'un des côtés du lit, suspendez une boule de cristal à facettes au plafond entre le lit et la porte, et fermez-la en vous couchant.

*L'entrée dans la chambre :*

Si, depuis l'intérieur de la maison, il y a plusieurs portes pour pénétrer dans la chambre, n'en gardez plus qu'une, et faites disparaître les autres sous une tenture, un grand tableau ou faites reboucher définitivement l'ouverture. La chambre ne doit jamais servir de passage entre deux pièces. Cet endroit intime vous appartient. Seuls vos proches peuvent y avoir accès avec votre permission.

S'il y a une fenêtre directement en face de la porte, une bonne partie de l'énergie pénétrant dans la chambre s'échappe par là. Pour éviter cette déperdition de Ch'i, suspendez un chandelier en cristal (ou une boule à facettes) entre la porte et la fenêtre.

Ne posez pas de miroir sur le mur opposé à la porte (à l'intérieur de la chambre), car il repousserait l'énergie hors de la pièce.

Si la porte donne sur un mur très proche quand vous pénétrez dans la chambre, placez-y un grand tableau illustrant une perspective vaste et profonde ou une série d'illustrations composée du même thème.

Laissez la porte de la chambre ouverte durant la journée afin que l'énergie puisse passer la rafraîchir durant sa tournée à travers votre habitation.

Assurez-vous qu'il n'y ait rien derrière la porte qui puisse gêner son ouverture complète. Pas de panier à linge sale, de crochets qui retiennent une multitude de vêtements ni de meubles.

N'encombrez pas le passage dans la pièce. Aux alentours de la porte, ne placez aucun meuble qui puisse en rétrécir l'ouverture.

### *L'aménagement du lit :*

Ne placez pas votre lit sous une fenêtre. Si vous ne pouvez pas faire autrement, habillez la fenêtre de rideaux épais à garder ouverts durant la journée.

Ne placez pas votre lit à moitié à l'intérieur d'une alcôve. L'avancée qui se brise au-dessus de vous quand vous dormez produit une flèche secrète dont il faut vous protéger. Si vous ne pouvez pas changer votre lit de place, continuez l'avancée jusqu'au pied du lit au moyen d'une étoffe, ou suspendez un cristal à facettes à l'endroit de la brisée.

Choisissez un lit à baldaquin si vous devez dormir dans une chambre où il y a de grosses poutres très basses. Elles projettent des ondes qui peuvent vous rendre très malade à la longue.

Les lits à deux places doivent avoir des tables de nuit identiques, munies de lampes similaires et autant d'espace de chaque côté. La symétrie est importante ici.

Il ne doit pas y avoir un miroir qui reflète le lit. Les miroirs activent l'énergie et ils peuvent causer de l'insomnie (due parfois aussi à la lumière crue d'un réverbère qui balaie le lit ou à celle de la lune). Il est conseillé de changer le miroir de place ou de le draper avant d'aller vous coucher. S'il s'agit d'une glace coulissante mise devant une penderie, vous pouvez inverser les portes de manière à ce qu'elle reflète l'intérieur ou traitez le miroir comme s'il s'agissait d'une fenêtre que vous drapez le soir. Pensez à tirer les rideaux de la chambre dès que la nuit tombe.

N'installez pas plus de trois rangées de coussins sur le lit. Il faut que vous puissiez aller vous coucher à n'importe quel moment, quand l'envie vous en dit, sans avoir à entreprendre un long rituel de déploiement des choses qui se trouvent sur le lit.

Les couples doivent partager les mêmes vues pour s'entendre dans la vie. D'où l'importance de ce que chacun voit en face de lui quand il est au lit. Faites en sorte que la perspective soit identique et harmonieuse. L'idéal est un mur plein où se trouve un tableau illustrant une scène particulièrement agréable à voir en vous réveillant.

La tête du lit doit être bien plaquée contre le mur, haute et solidement attachée au lit, sans lourd tableau ou étagère suspendus au-dessus.

Le dessous des lits ne doit jamais servir de cave. Retirez tout ce que vous y avez mis afin que l'énergie puisse circuler. Si le coffrage du lit a des tiroirs, n'y entreposez que des choses d'utilité courante. Ne posez pas votre matelas directement par terre non plus.

Si le plafond de votre chambre est très haut, mettez un « ciel » au-dessus du lit ou dormez dans un lit à baldaquin.

Évitez d'accoler deux lits ensemble pour en former un grand. Si vous ne pouvez pas faire autrement, scellez symboliquement les deux sommiers par un drap-housse bien tendu.

Les armatures de lit en métal ne sont pas recommandées. Il vaut mieux avoir une tête et un pied de lit en bois ou qui soient recouverts de tissus.

Il faut aussi débrancher les prises électriques des couvertures chauffantes ou des lits d'eau avant de s'endormir. Évitez tout appareillage électrique aux abords immédiats du lit.

Si la salle de bains donne directement dans votre chambre, gardez la porte toujours bien fermée (voir salle de bains et toilettes dans les pages précédentes). Ne dormez pas non plus avec la porte des placards et des penderies ouvertes.

*L'aménagement de la chambre :*

Retirez de votre chambre tout ce qui n'a pas trait à la détente et au sommeil. Les équipements sportifs, les tables chargées de travail et de factures à payer sont à proscrire.

Si vous n'avez pas de place ailleurs pour y installer votre lit, créez une niche douillette d'où vous ne pouvez pas voir ces choses lorsque vous êtes allongé dessus. Sinon, dissimulez-les avant d'aller vous coucher, tel que derrière paravent.

Ôtez également tout ce qui vous rappelle un passé révolu. Remplacez votre literie à la suite d'une séparation, débarrassez-vous de tous les objets liés à un être qui vous a fait souffrir. Remettez votre chambre à coucher à neuf pour introduire de la nouveauté dans votre vie.

Enlevez aussi les photos de vos enfants, de vos parents ou de gens décédés. Leur regard sur vous n'est pas propice à l'intimité. Retirez également les illustrations ou les objets à connotation religieuse quand leur message vous dicte la répression de vos élans naturels. Il y a d'autres endroits dans votre domicile où vous pouvez les placer pour en faire des éléments qui enrichissent l'énergie, mais pas dans votre chambre qui doit être un lieu où vous pouvez vous détendre complètement.

Il ne faut pas non plus décorer votre chambre avec des éléments liés à votre enfance ni à l'enfance en général. Pas de collection de poupées ni d'animaux en peluche, mais des choses qui dénotent la maturité.

Ne disposez rien dans votre chambre qui évoque moindrement la violence, la tristesse ou la solitude. N'y mettez que des choses qui forment un ensemble harmonieux, par paire ayant un aspect similaire ou complémentaire.

Introduisez de la couleur. Évitez les tons froids et toute la gamme des bruns tristes. Le noir ne peut y faire qu'une apparition très discrète. Laissez le plafond blanc pour que l'énergie puisse se déployer en hauteur. Les couleurs recommandées pour les murs (peu importe le secteur du Bagua dans lequel la chambre se situe) sont le blanc, l'ivoire, le rose, le mauve ou le corail. À ce propos, il est conseillé d'enrichir cet espace selon les directives offertes pour le secteur « Amour et Relations » (voir ci-après).

Évitez les compositions décoratives au sol telles qu'un ensemble de petites plantes ou de coquillages, de même que les piles de livres et de journaux, car ces articles empêchent l'énergie de s'élever. Par contre, vous pouvez agrémenter le sol de beaux tapis.

N'accrochez rien au plafond mis à part un ventilateur ou une suspension lumineuse (mais pas au-dessus du lit). Les choses qui pendent du plafond repoussent l'énergie vers le sol.

Ne mettez pas une multitude de petites plantes dans votre chambre. Il vaut mieux qu'il n'y en ait qu'une ou deux de bonne taille. Tout ce qui risque d'y faire fouillis est à proscrire. Les plantes doivent avoir un feuillage gracieux et arrondi. Évitez les cactus et les plantes aux feuilles dures et pointues comme le yucca. Les plantes sont de nature Yang et lorsqu'il y en a trop dans une chambre, l'énergie Yin en pâtit.

Si votre chambre est vraiment grande, faites en sorte d'y créer divers endroits de détente, en prenant soin de vous sentir protégé lorsque vous êtes au lit. Les chambres immenses sont réputées pour produire des embrouilles dans les couples. Il vaut mieux s'installer dans une pièce plus petite et faire de la grande chambre une bibliothèque, une salle de gym ou une salle de jeux pour les enfants.

N'introduisez pas d'eau dans votre chambre, à part une carafe pour la nuit ou un vase de fleurs fraîches. Pas de fontaine, aussi petite soit-elle, ni de tableaux illustrant de grandes masses d'eau. Les chambres à coucher sont symboliquement reliées à l'élément Terre qui est de nature très Yin au départ. Un ajout d'eau, élément Yin par excellence, serait en trop.

Ce que l'on nomme une « flèche secrète » (ou empoisonnée) dans la pratique du Feng Shui part de tout ce qui forme une saillie pointue ou anguleuse, détériorant graduellement notre vitalité lorsque nous y sommes exposés de manière continue.

Allongez-vous sur votre lit et regardez autour de vous en prenant bonne note de tout ce qui semble s'élancer vers vous, tel l'angle d'un mur, d'une armoire, voire la saillie pointue d'un objet posé sur votre table de nuit (et faites-en autant dans votre salon, dans votre bureau, partout où vous séjournez longuement, en regardant autour de vous à partir de votre assise favorite).

Choisissez parmi les options suivantes celles qui vous conviennent le mieux pour neutraliser les jets nocifs d'énergie.

– Changez la disposition du mobilier ;
– Tournez les objets de côté ;

– Arrondissez l'angle au moyen de langues de bois prévues à cet effet ;
– Faites disparaître l'angle derrière une haute plante ou un long foulard ;
– Suspendez un cristal rond à facettes au plafond à une quinzaine de centimètres devant l'angle ;

Et pour finir, ouvrez les rideaux en grand dans la journée afin de laisser pénétrer le maximum de lumière. Aérez la pièce tous les jours et maintenez-la impeccablement propre.

N'utilisez que des produits aux senteurs naturelles pour imprégner l'espace de bonnes odeurs. La litière du chat doit trouver sa place ailleurs. Éliminez aussi les plantes mortes ou mal en point, les bouquets aussitôt qu'ils se fanent et les fleurs séchées (à moins qu'elles aient été spécialement traitées pour garder une belle apparence).

Pour la chambre des enfants, évitez les couleurs primaires criardes. Choisissez de préférence des tons pastel. S'ils sont plusieurs à partager la même chambre, prenez soin de donner à chacun un petit endroit qui ne soit qu'à lui en dehors de son lit, comme une table de nuit ou une commode. Il ne faut pas que les animaux en peluche soient plus grands que les enfants si ces derniers ont tendance à avoir peur la nuit. Attention également aux images qui ornent la chambre. Une série montrant Gros Minet dans diverses situations périlleuses peut avoir un effet nocif sur leur sommeil ou sur leur comportement durant la journée. Une belle photo des parents est recommandée pour leur donner un sentiment de protection.

Quant aux chambres d'adolescents, il vaut parfois mieux fermer la porte (et les yeux) en attendant qu'âge se passe. Mais si un adolescent paraît déprimé ou s'il est toujours en colère, une sérieuse virée dans sa chambre s'impose pour enlever tout ce qui projette un message déplorable. Il faudra aussi ouvrir grand les rideaux tous les jours de manière à faire participer la lumière au nettoyage de l'énergie.

La porte des chambres d'amis doit rester ouverte avec les rideaux tirés en grand durant la journée. N'y laissez pas l'énergie se morfondre produisant ainsi un affaiblissement énergétique dans toute votre demeure.

## Recueil des règles de base du Feng Shui

Un ouvrage de dix mille pages ne suffirait pas à enseigner le Feng Shui au complet. Il existe depuis des millénaires et certains passent leur vie à l'étudier. Cependant, son application se résume aux lois qui viennent de vous être présentées, à celles du présent recueil, suivies des données nécessaires à l'équilibre du Yin et du Yang, à l'harmonisation des cinq Éléments, et à l'ordonnance des neuf secteurs du Bagua. L'observation de ces principes de base, somme toute assez simples dès que l'on comprend leur raison d'être, vous mettront en position de créer une excellente énergie chez vous, ainsi qu'au bureau ou dans votre commerce.

### *Les angles saillants*

Prenez soin de ne jamais vous placer dans l'axe d'un angle saillant, même pour de courtes durées. Vérifiez les alentours de votre assise favorite, de votre lit, de votre table de travail, de tout lieu où vous séjournez régulièrement. Et posez un bouclier protecteur devant la saillie (paravent, grande plante, long foulard ou cristal à facettes suspendu devant), modifiez la position des meubles ou changez de place si vous le pouvez, car les avancées anguleuses projettent des ondes coupantes qui détériorent votre énergie, d'autant mieux que vous y êtes exposé longuement.

### *Les portes*

Ne mettez rien derrière les portes. Il faut qu'elles puissent toutes s'ouvrir à fond. Une porte dont le mouvement complet est bloqué empêche le Ch'i de passer confortablement. Pour la même raison, assurez-vous qu'aucun meuble ne gêne la circulation à travers votre habitation. Si vous ne pouvez pas passer d'un endroit à l'autre sans vous cogner aux meubles, le Ch'i souffre aussi.

Ne vous installez pas le dos tourné à la porte d'entrée de la pièce dans laquelle vous séjournez. À table, au lit, assis dans votre salon, derrière votre bureau ou en meeting dans une salle de conférences, occupez ce que l'on nomme la « position de commande », l'endroit qui offre la meilleure vue sur la porte d'entrée dans la pièce. Si vous n'êtes pas en mesure de modifier l'installation, posez un miroir d'où vous pouvez voir immédiatement qui pénètre dans la pièce sans avoir à bouger. Ce principe peut sembler simplet, surtout si l'on vit seul, mais nous fonctionnons à différents niveaux dont il faut garantir le bien-être en se positionnant aussi invinciblement que possible.

### *Les tables de travail*

Installez votre table de travail de manière à bien voir l'entrée dans la pièce quand vous y êtes assis, sans vous trouver directement dans son axe. Il s'effectue une forte poussée d'énergie à travers l'ouverture, d'autant plus nuisible si votre bureau se trouve au bout d'un long couloir.

Il ne doit pas y avoir de fenêtre derrière votre chaise, mais un mur plein. N'y accrochez pas de tableau illustrant une masse d'eau, mais une scène montagneuse offrant symboliquement un bon soutien. Vous pouvez accoler à ce mur un meuble de rangement, long et étroit, mais à peine plus haut que le bureau sans y mettre de fouillis dessus. Le « ciel » qui se trouve au-dessus de la table doit être bien dégagé, sans objets qui pendent du plafond.

Choisissez un bon fauteuil avec un dossier qui monte jusqu'aux épaules. Munissez la table d'une lampe, toujours allumée (même en plein jour) quand vous y travaillez, et, si possible, d'une belle plante aussi. Autrement, éliminez le superflu. Ne lésinez pas sur la taille de la table. Il vous faut de la place pour pouvoir y étaler votre travail. Passez un coup de chiffon humide dessus régulièrement. Le désordre dans une pièce de bureau brouille les idées. Pour y puiser une énergie propice à la créativité, il faut la garder propre et bien organisée.

Si vous travaillez depuis chez vous et que vous y recevez des gens, installez votre bureau dans une pièce située à l'avant de votre habitation ; c'est son côté Yang et actif. Les étrangers ne doivent pas pénétrer à l'arrière, la zone Yin, qui doit rester privée. Cela ne s'applique pas à une pièce qui possède un accès extérieur direct que les gens empruntent pour entrer sans avoir accès aux autres pièces de la maison.

### *Les murs obliques*

Les murs obliques à l'intérieur d'une demeure ou d'un commerce empêchent l'énergie de se mouvoir comme il se doit. Seule l'entrée d'un magasin positionnée en diagonale au coin d'une rue est favorable au commerce, à condition que la circulation se fasse en direction de la porte. Autrement, tout mur de biais ou toute porte installée dans un mur en diagonale doivent être corrigés. Pour cela, installez un miroir, aussi grand que possible le long du mur ou suspendez au plafond une série de boules de cristal à facettes à une quinzaine de centimètres en avant et tout de son long. Pour une porte installée de biais, suspendez un chandelier en cristal ou un cristal rond à facettes à une trentaine de centimètres de la porte, en veillant à ce qu'il ne gêne pas son ouverture.

## *Les plafonds*

Les pièces très hautes de plafond sont parfaites pour y recevoir plein de monde, mais elles n'offrent pas une impression de confort lorsqu'on y est seul ou en petit comité. Pour rabaisser symboliquement le plafond, suspendre les tableaux sur une ligne horizontale nette qui laisse la partie supérieure du mur libre. Les plafonds en pentes contraignent le Ch'i. Pour lui redonner sa vigueur, vous pouvez suspendre une série de petites boules de cristal à facettes sous la pente et y installer une source de lumière se dirigeant vers le plafond.

## *Les fenêtres*

Les intérieurs doivent être lumineux sans recevoir les rayons violents du soleil couchant. Les pièces exposées à l'ouest peuvent accumuler une énergie qui donne de fortes migraines. Si tel est votre cas, protégez cet espace en fin d'après-midi en tirant les rideaux. Autrement, veillez à ce que la lumière du jour puisse bien pénétrer chez vous. Ne laissez aucune pièce dans le noir durant la journée.

C'est à travers les fenêtres que l'énergie quitte un endroit, d'où l'importance de leur position entre elles, de même que par rapport aux portes qui donnent dans les pièces. Une fenêtre qui se trouve en face d'une porte aspire le Ch'i à l'extérieur, lui ôtant son pouvoir d'accumulation dans la pièce. Pour retenir le Ch'i, les options suivantes s'offrent à vous :

- Quand l'espace le permet, installez un élément décoratif haut et massif entre la porte et la fenêtre tel qu'une table ronde ornée d'un grand bouquet de fleurs.
- Sinon, suspendez un chandelier en cristal à mi-chemin entre la porte et la fenêtre ou un cristal rond à facettes de bonne taille.

Vous pouvez aussi orner la fenêtre de quelques belles plantes en veillant à ce qu'elle puisse s'ouvrir facilement. Effectuez le même genre de remèdes pour les fenêtres qui se trouvent en vis-à-vis ou qui forment une encoignure. Les plantes sont un moyen formidable de retenir l'énergie quelque part, et le cristal a la propriété de la faire circuler aux quatre coins d'une pièce. Plus belle est la vue qui s'offre au travers d'immenses panneaux vitrés, mieux le Ch'i s'échappe de la pièce. Pour retenir cette envolée sans bloquer la vue, placez de beaux objets décoratifs à intervalles réguliers devant les fenêtres ainsi que quelques plantes magnifiques.

Les fenêtres symbolisent aussi les yeux d'un édifice, son regard sur le monde qui l'entoure (et par extension nos propres yeux avec leurs problèmes possibles). Il faut donc garder les vitres bien propres et changer immédiatement les carreaux abîmés. Elles doivent pouvoir s'ouvrir facilement avec un encadrement en parfait état. Les rideaux en mousseline transparente ou en dentelle diffusent une lumière bénéfique au Ch'i durant la journée. Placez une plante près des fenêtres qui ne s'ouvrent pas, comme souvent dans les édifices à bureaux.

Les fenêtres grillagées donnent l'impression d'être en prison. Évitez de faire poser des grilles plates, choisissez de préférence des grilles bombées qui laissent suffisamment d'espace pour y créer un jardin miniature. Sinon, faites courir une plante grimpante, naturelle ou factice, sur vos grilles plates.

Élaguez la végétation qui assombrit les fenêtres, lierre ou buissons qui poussent devant. Coupez aussi les branches des arbres qui pointent trop près de vos fenêtres en produisant des ondes nuisibles qui s'introduisent chez vous. Ou créez une barrière protectrice avec des plantes devant la fenêtre pour vous en protéger.

### Les couloirs

L'énergie prend de la vitesse quand elle s'engouffre dans un long couloir, provoquant un sérieux déséquilibre énergétique dans chacune des pièces qu'il dessert, notamment celles qui se trouvent en bout de course. Cette portée néfaste se brise au moyen des options suivantes :

- Par des tableaux accrochés en quinconce de chaque côté des murs ;
- Par de grands miroirs posés à intervalles réguliers reflétant une belle illustration placée sur le mur opposé ;
- Par une belle illustration posée au mur en face de chaque porte donnant sur le couloir ;
- Par une moquette ornée de bandes transversales ou par plusieurs tapis aux motifs différents ;
- Par des meubles (aux coins arrondis) appuyés contre les murs à intervalles réguliers ou par de grandes plantes mises dans de beaux cache-pots ;
- Par de grosses lanternes suspendues au plafond à intervalles réguliers ou par des pans d'étoffe colorée ;
- Par une portière suspendue à mi-course, par une tenture ou par une porte pleine.

Ne posez pas de miroir au bout d'un long couloir ni d'image offrant une profonde perspective. Mettez-y plutôt une belle plante sur un socle, une haute statue, un grand tableau illustrant un personnage bienveillant ou une scène accueillante.

Installez une très bonne source d'éclairage, avec autant d'interrupteurs qu'il en faut pour ne pas devoir avancer dans le noir. Dans les couloirs qui sont naturellement sombres dans la journée, mettez des veilleuses de nuit tout au long. Cela vous évitera d'y laisser les grandes lampes perpétuellement allumées.

### *Les escaliers*

Ne faites pas poser d'escaliers à colimaçon dans votre demeure et encore moins si vous y êtes installé depuis longtemps. Choisissez plutôt une montée, même étroite le long d'un mur. Les escaliers sans contremarches gênent le Ch'i dans sa grimpée aux étages. Installez de la lumière et des plantes sous ces escaliers, une bonne source d'éclairage à chaque palier, et s'il y a un mur à l'arrivée, agrémentez-le d'une belle illustration où n'apparaît aucune masse d'eau.

N'accrochez pas vos tableaux dans la cage d'escaliers en suivant la descente des marches, mais sur une ligne horizontale. Ceci a pour effet de retenir le Ch'i dans sa descente des étages. Il va de soi aussi que les escaliers doivent être très bien éclairés.

### *Les cheminées*

Ne gardez pas l'âtre de la cheminée vide et ouvert pour de longues périodes, car l'énergie s'échappe par le conduit d'air. Dissimulez l'ouverture derrière une porte ou un pare-feu ou agrémentez l'âtre d'un bel arrangement décoratif ou encore disposez des bûches prêtes pour la flambée suivante. Posez un miroir (lié à l'élément Eau) au-dessus de la cheminée afin de réduire la portée énergétique de l'élément Feu.

### *Les pièces closes*

Où qu'ils soient, les cagibis et les débarras contiennent une énergie excessivement yin. Si possible, installez une veilleuse de nuit dans ces endroits obscurs et prenez-en bien soin. Bougez régulièrement les choses que vous y avez entreposées afin de maintenir la vitalité de l'énergie.

L'énergie s'emprisonne aussi dans l'encoignure des murs, notamment quand on y met des choses sombres et peu décoratives. Pour éviter la stagnation du Ch'i, installez-y une belle plante, un guéridon ou tout autre élément plaisant muni d'une lampe.

### Les habitations en sous-sol

Les habitations en sous-sol doivent être garnies de choses qui « s'élèvent dans les airs » afin d'aider le Ch'i à bien se déployer. Ce qui peut s'effectuer par des lampes au faisceau lumineux se dirigeant vers le plafond (ceux-ci toujours peints d'une couleur plus claire que les murs, de préférence en blanc), par des murs recouverts de papier peint ou de tissu à bandes verticales, avec des colonnes aussi (le long des murs) parées de plantes majestueuses qui s'élèvent dans les airs (jamais suspendues au plafond). On peut également créer des fausses fenêtres, éclairées à l'arrière pour donner une impression d'ouverture sur l'extérieur.

### Les pentes derrière les maisons

Si vous avez un jardin en pente derrière votre habitation, plantez-y une rangée d'arbres pour offrir une bonne retenue au Ch'i. Au cas où la vue serait trop belle pour être réduite par de la végétation, il faut alors une grande terrasse munie d'une balustrade à l'allure imposante ainsi que des plantes (qui restent verdoyantes toute l'année) installées dans de gros cache-pots.

### La décoration

Souvenez-vous qu'une image émet un message symbolique dûment capté par notre subconscient. Avec sa propension à nous apporter ce que nous lui demandons de manière répétitive, mieux vaut lui indiquer des choses agréables à recevoir.

De ce fait, il est conseillé de retirer immédiatement de chez vous tout ce qui évoque la violence, la souffrance, le dénuement matériel, la solitude et la mort. Il faut s'entourer de belles choses, agréables à l'œil et au confort, de plantes et de textures somptueuses, de couleurs superbes. Les fabricants nous en donnent maintenant les moyens sans que l'on ait à dépenser des sommes astronomiques

### *Les montres et horloges*

Faites réparer les montres et horloges qui ne marquent plus le temps juste. Aussi bizarre que cela puisse paraître, on remarque souvent qu'une remise à l'heure rétablit le mouvement harmonieux d'un aspect problématique de la vie en fonction du secteur dans lequel se trouve l'horloge au tempo dérangé.

### *L'achat et vente des maisons*

Voici quelques petits conseils Feng Shui et EFT pour faciliter la vente des maisons. Se séparer d'un endroit où nous avons vécu peut produire une résistance émotionnelle inconsciente très forte, capable de stopper toute possibilité de vente. Cela s'est souvent vu. Si votre maison est sur le marché depuis longtemps, et que, sans raison apparente, elle ne se liquide pas, il est possible que quelque chose en vous s'y oppose, même avec l'envie de partir ailleurs. Dans ce cas, faites quelques rondes d'EFT sous tous les angles possibles de la situation, avec des phrases de mise en scène telles que : « Même si je n'arrive pas à vendre ma maison, je m'accepte complètement », « Même si une partie de moi veut rester ici, je... », « Même si le changement me fait peur, je... », et ainsi de suite avec tout ce qui vous passe par la tête.

D'un point de vue Feng Shui, assurez-vous que le secteur « Bienveillance et Voyages » soit particulièrement bien mis en valeur, dedans comme dehors, et si possible plantez-y la pancarte « à vendre ».

Notez aussi par écrit la façon idéale de vendre votre maison : le prix que vous en voulez, la date à laquelle vous désirez qu'elle soit vendue et tous les détails auxquels vous pouvez penser pour que tout se passe bien.

### *Les hémisphères*

Dans l'hémisphère sud, le cycle des saisons est le même que dans l'hémisphère nord sauf qu'il se produit à des époques différentes de l'année. Le printemps débute lorsque nous entamons l'automne, et l'hiver se déroule au moment où nous étouffons de chaleur dans nos régions. La partie ensoleillée des habitations fait face au nord, mais le soleil se lève à l'est et se couche à l'ouest, comme partout ailleurs.

Les fondements créatifs du Feng Shui étant l'équilibre du Yin et du Yang (chaud/froid, sombre/lumineux, plein/vide, etc), joint à l'assemblage harmonieux des cinq Éléments à travers l'espace, celui-ci s'effectue de la même manière dans chacun des deux hémisphères.

## Les outils de travail du Feng Shui

### *Les miroirs*

Les miroirs sont utilisés pour agrandir les espaces, faciliter la circulation de l'énergie dans les endroits clos et éclaircir les coins sombres. Ils servent aussi à unifier les neuf secteurs du Bagua dans les édifices aux formes incomplètes ou à introduire dans une pièce une jolie vue extérieure, notamment quand elle donne sur une belle étendue d'eau ou une rivière. Un miroir s'emploie également pour voir ce qui se passe derrière soi lorsqu'on travaille le dos tourné à la porte d'entrée dans une pièce. Cette position fait que l'on se tient involontairement sur ses gardes, même dans les endroits où nous sommes seul, produisant une source supplémentaire de stress et de fatigue.

Un miroir d'un genre très particulier est traditionnellement utilisé par les Orientaux pour chasser les ondes nocives qui se dirigent vers leurs portes d'entrées ou fenêtres. Il s'agit d'un miroir Pa-Kua que l'on peut facilement se procurer dans les boutiques orientales. De forme octogonale, le pourtour est orné des huit trigrammes du Yi King avec une petite glace ronde (plate, convexe ou concave) collée en son centre. De nature Yin, ce miroir se pose toujours dehors, jamais à l'intérieur des maisons qui sont de nature Yang. En de très rares occasions, il peut être placé au-dessus d'une porte d'entrée ou d'une fenêtre, à l'intérieur; dans ce cas le côté miroir doit être plaqué contre le mur. C'est alors au travers du mur que le Pa-Kua joue son rôle protecteur.

Les miroirs doivent être posés bien à plat contre les murs et refléter le haut de la tête au complet (avec un espace au-dessus) de tous les habitants d'une maisonnée. Il ne faut jamais avoir à se baisser ni à se contorsionner pour se regarder dans une glace.

Les miroirs gravés ou les glaces teintées ne doivent être utilisés qu'en décoration, jamais comme miroir pour se regarder. Rien ne doit altérer l'image de soi qui se reflète dans une glace. Les glaces brisées, fendues, ternies ou ébréchées sur les côtés, de même que les miroirs faits d'un amalgame de morceaux de glace sont à proscrire.

Il est préférable de n'avoir chez soi que des miroirs au reflet bien clair, aussi grands que possible, à la glace biseautée ou joliment encadrée. Mais attention au fouillis, la glace en multiplie l'étendue.

S'il vous arrivait de casser une glace, ne vous affolez pas! Vous échapperez aux sept ans de malheur que le dicton nous prévoit en emballant tranquillement tous les morceaux brisés dans un sac d'épicerie que vous jetez tout simplement à la poubelle.

Les miroirs concaves ont une glace incurvée comme un bol. On s'en sert pour inverser une image et la faire apparaître plus petite. Ce genre de miroir est souvent placé sur le toit d'un petit bâtiment pour anéantir symboliquement la pesanteur d'un grand édifice accolé contre lui ou situé dans les proches environs. Ces miroirs ont la propriété d'absorber le Sha.

Les miroirs convexes ont une glace bombée qui agrandit les images qu'elle reflète. On s'en sert comme moyen de surveillance, mais aussi pour rejeter une forte poussée d'énergie négative et l'éparpiller dans tous les sens. Ils ont la propriété de renvoyer le Sha à sa source.

Pour leurs qualités réflectives, les miroirs sont associés à l'élément Eau.

### *Le cristal*

Le plus communément utilisé dans la pratique du Feng Shui est le cristal de Bohème pour ses propriétés réflectives. Un chandelier muni de breloques en cristal ou une petite boule de cristal à multiples facettes sont des objets dont on se sert fréquemment pour purifier l'énergie en rééquilibrant son mouvement. On suspend alors un chandelier, mais plus souvent l'une de ces petites boules façonnées, aux endroits où l'énergie a tendance à stagner, c'est-à-dire dans les pièces sans fenêtre, débarras ou coins sombres. Mais aussi pour désintégrer les ondes nocives qui se projettent des angles saillants ou pour ralentir l'énergie quand elle circule trop vite dans un long couloir ou qu'elle s'échappe par une fenêtre située directement en face d'une porte. Pour garder son efficacité, le cristal doit être limpide, donc bien propre. Recouvert de poussière, il ne sert plus à rien puisqu'il a perdu ses propriétés réflectives.

Le cristal de Bohème est associé à l'élément Eau tandis que le cristal de roche est associé à l'élément Métal.

### *L'eau*

L'eau tient une place prépondérante dans la pratique du Feng Shui pour ses capacités à recueillir et à dorloter le Ch'i. Vaste sujet ayant donné lieu à des ouvrages classiques hautement respectés, seuls les principes de base vous sont expliqués plus loin. Ces règles sont néanmoins suffisantes pour vous aider à employer cet élément à bon escient, en évitant de faire des erreurs très répandues, cause d'un drainage important des ressources pécuniaires.

L'eau est intimement liée aux richesses matérielles et à la prospérité en générale. On lui accorde le succès et la félicité dans tous les domaines de la vie parce qu'elle pourvoit au Ch'i, source de profond bien-être. Cependant, sa qualité ainsi que son mouvement suivent des critères bien précis qu'il faut respecter.

L'eau doit être claire, vive et légère et se mouvoir en direction de chez soi, à l'intérieur comme à l'extérieur d'une habitation. Une eau que l'on voit s'éloigner emporte le Ch'i avec elle, et par la même occasion toutes ses largesses et ses facultés de protection. Ceci est une règle essentielle à garder en mémoire. Par exemple, dans la première pièce de réception d'un logis, il ne faut jamais installer une fontaine avec son débit d'eau dirigé vers la porte d'entrée. Il en va de même pour toute chute d'eau aux alentours d'une propriété. Pour nous être favorable, il faut que l'eau coule en direction de l'édifice, à l'avant comme à l'arrière. Les piscines à débordement spectaculaire vers l'horizon, aussi belles soient-elles, sont donc fortement déconseillées.

Une eau stagnante ou croupie produit des ondes malsaines qui détériorent l'énergie ambiante. L'eau doit bouger paisiblement pour conserver ses attributs bénéfiques. Veillez à ce que vos fontaines, vos bassins et vos autres réceptacles contiennent une eau bien saine.

### La lumière

La lumière est indispensable au mouvement et au maintien du Ch'i dans nos habitations. Elle le stimule et lui donne un essor essentiel sans lequel il s'assoupit et se meurt. Comme l'eau, c'est un élément qui fait l'objet d'une attention particulière dans la pratique du Feng Shui.

Les endroits sombres sont remplis d'une énergie très Yin qui nous est néfaste à haute dose. Nous avons besoin d'énergie Yang pour nous épanouir, donc de beaucoup de lumière, notamment celle du jour ou celle produite par des ampoules qui contiennent tout le spectre lumineux (mis à part les ultraviolets).

Mais attention aux espaces trop lumineux, car ils abîment le Ch'i aussi. Les rayons du soleil qui pénètrent dans les pièces en nous éblouissant ou les éclairages violents en consument les propriétés bénéfiques tout autant que les endroits obscurs. Il faut que la lumière l'emporte largement sur l'ombre, sans la faire disparaître complètement.

Évitez les suspensions qui n'envoient qu'un rayon de lumière restreint. Disposez plutôt des lampes de différents niveaux autour des pièces afin de bien éclairer les coins. Ne chipotez pas sur l'éclairage. Souvenez-vous que la lumière est source de Ch'i, et par conséquent, de bien-être et d'abondance matérielle. Les endroits lumineux attirent la vie, la joie et l'argent, alors que les lieux blafards écartent le Ch'i en nous repoussant aussi. Fuyez l'éclairage au néon. Remplacez les tubes par un éclairage incandescent.

Élaguez la végétation qui obscurcit vos fenêtres. Ouvrez les rideaux à fond. Faites entrer la lumière du jour chez vous. Il n'y a que dans les régions chaudes et très ensoleillées ou dans les périodes estivales que l'on peut vivre dans l'ombre. Partout ailleurs et dans les périodes froides de l'année, il faut absolument faire entrer la lumière du jour dans les habitations.

Dans les pièces du grenier, les soupentes, les endroits bas de plafond, il faut disposer quelques lampes qui projettent la lumière vers le haut afin d'aider le Ch'i à bien se déployer dans tout l'espace.

Éclairez les couloirs sombres. Vous pouvez y mettre quelques veilleuses de nuit tout du long si vous ne voulez pas y laisser les grandes lumières perpétuellement allumées.

Mettez aussi une veilleuse dans les pièces sans fenêtres, dans les salles de toilettes, dans la salle de bains, dans les débarras, dans la cave ou le grenier.

Les entrées de maison ou d'appartement doivent être très bien éclairées à l'extérieur avec la lumière en marche toute la nuit. Il est conseillé aussi de laisser une petite lampe allumée en permanence à l'intérieur dans l'entrée si elle est sombre ou sans fenêtre.

### *Les couleurs*

Les couleurs jouent un rôle primordial sur notre bien-être physique et émotionnel. Chacune possède une vibration énergétique particulière à laquelle nous réagissons selon sa nuance. C'est pour cela que nos goûts changent. Fortement attiré par le rouge pendant quelque temps, voici qu'il nous porte sur les nerfs et que nous ne rêvons plus que de blanc ou de bleu apaisants. Nous sommes saturés des qualités que nous offrait le rouge, ressentant le besoin de nous imprégner des attributs d'une autre couleur.

Les neuf secteurs du Bagua possèdent chacun des couleurs particulières que l'on peut utiliser pour enrichir leur l'énergie. Le noir et les couleurs sombres sont Yin, le blanc et tous les tons clairs sont Yang.

Dans les pièces sombres, donc Yin, il faut absolument mettre des couleurs Yang pour empêcher l'assoupissement du Ch'i. Bien que le noir appartienne au secteur nord d'une habitation, il est déconseillé de l'introduire en grande quantité.

Colorez votre monde, ajoutez de la couleur à votre intérieur et surtout, fuyez les palettes de tons sombres ou monochromes. Le Ch'i aime les couleurs chatoyantes qui le maintiennent en vie. Non pas les couleurs criardes qui font fuir, à dessein, les clients des « fast-food », sitôt leur hamburger avalé, mais des couleurs suffisamment gaies pour créer une atmosphère pleine de vitalité dans votre domicile.

Les sept couleurs de l'arc-en-ciel, formées par des molécules d'eau qui agissent comme une multitude de prismes microscopiques, sont le rouge, l'orange, le jaune, le vert, le bleu, l'indigo et le violet. La lumière blanche contient toutes ces couleurs, alors qu'elles sont totalement absentes du noir. Les trois couleurs fondamentales sont le bleu, le jaune et le rouge, à partir desquelles toutes les autres se composent. Le vert s'obtient par le mélange du bleu et du jaune, le violet par celui du bleu et du rouge, et l'orange en mariant le rouge et le jaune ensemble.

Les couleurs actives, c'est à dire, le rouge, le violet, le jaune vif et l'orangé, attirent et stimulent le Ch'i. Le blanc, les beiges et les tons pastel le modèrent et l'adoucissent, tandis que toute la gamme des bruns et des marrons stabilisent le Ch'i (bien qu'à haute dose, ils l'anéantissent).

## Caractéristiques symboliques des couleurs

**Le rouge :** couleur active par excellence, chaud, dynamique, le rouge allume les passions, donne de la force et du courage, il attire l'attention, mais il peut rendre agressif par le stress qu'il engendre. Le rouge s'utilise en Chine pour chasser les ondes nocives. Il est lié à l'élément Feu et il s'emploie aussi pour nourrir l'élément Terre.

**L'orange :** plus calme que le rouge (dont il a les attributs de base), chaleureux, créatif, sociable, l'orange donne confiance en soi et il conduit au succès en poussant les gens à faire preuve de ténacité. Il augmente aussi l'appétit pour toutes les bonnes choses de la vie, y compris pour la nourriture. L'orange n'est pas directement lié à un élément. Il s'emploie de la même manière que le rouge dans les secteurs du Bagua.

**Le jaune :** lié à l'or et au soleil, le jaune est la couleur nationale en Chine, et, durant ses dynasties impériales, il ne pouvait être porté par les gens du peuple sous peine de sanctions. Optimiste, le jaune a la réputation d'accentuer nos capacités mentales et de nous rendre plus aptes à accepter les idées nouvelles. Le jaune contribue à la quiétude aussi, un composant nécessaire à la longévité, et il ne doit jamais perdre son lustre pour conserver ses attributs bénéfiques. Il est associé à l'élément Terre et il s'emploie aussi pour nourrir l'élément Métal.

**Le vert :** couleur de la croissance, de l'abondance et de l'espérance, le vert est lié au renouveau. Il donne de la vitalité et il nous aide à progresser. Cependant, trop de vert dans une pièce tend à déséquilibrer le Ch'i et à nous faire perdre le sens des réalités. Il est conseillé aux gens qui souffrent d'une maladie liée à une dégénérescence des cellules de s'éloigner de cette couleur. Le vert est associé à l'élément Bois et il s'emploie aussi pour nourrir l'élément Feu.

**Le bleu :** cette couleur nous offre le calme et la tranquillité, et par ses pouvoirs spéciaux, elle nous protège aussi dans les moments critiques. Le bleu est lié à l'apaisement des émotions douloureuses, à la tempérance ainsi qu'à la loyauté dans les rapports d'amour et d'amitié. Mais trop de bleu conduit à un fort repli sur soi-même et à la mélancolie. Le bleu est associé à l'élément Bois dans sa forme Yin, mais il ne s'emploie pas pour nourrir l'élément Feu.

**Le violet :** lié à la dévotion mystique et au dépassement de soi par idéalisme, le violet dispose à des passions peu communes. On lui attribue également le pouvoir d'attirer les richesses et la gloire. Mais à haute dose, il fait perdre le sens des réalités et il rend les gens arrogants en les poussant à s'imaginer supérieurs aux autres. Il n'est pas directement lié à un élément, mais il s'utilise de la même manière que le rouge dans les secteurs du Bagua.

**Le rose :** liée à l'amour, à la beauté et au confort, cette couleur est particulièrement bien adaptée à l'enrichissement du secteur « Amour et Relations ».

**Le blanc :** cette couleur, qui n'en est pas une, possède la particularité de les contenir toutes au niveau énergétique. Le blanc est associé à l'innocence, à la pureté, à la fraîcheur et aux réconciliations par l'oubli des offenses. Il n'y a aucun risque à mettre trop de blanc chez soi, sinon qu'il peut encastrer les gens dans un mode de pensée trop strict. Il appartient à l'élément Métal et s'emploie aussi pour nourrir l'élément Eau.

**Le noir :** le noir est l'absence complète de couleurs. Associé au renoncement et à la solitude par la crainte ou le respect qu'il inspire aux gens, le noir s'utilise avec la plus grande parcimonie dans la pratique du Feng Shui (mettre du blanc pour nourrir le secteur « Occupations » qui lui est attaché). Le noir protège des autres personnes en formant un écran parfois nuisible lorsque l'on souhaite effectuer un rapprochement. Obscur, mystérieux, insondable, il est lié à l'élément Eau et s'emploie aussi (avec parcimonie pour nourrir l'élément Bois.

**Le gris :** couleur de transition entre le blanc et le noir, le gris ne s'emploie pas seul mais avec d'autres couleurs auxquelles il apporte un bel équilibre en les dévoilant de manière plus lumineuse.

**Les beiges clairs et les couleurs pastel :** ces tons sont associés à l'élément Métal et ils s'emploient de la même manière que le blanc dans les secteurs du Bagua.

**Le brun :** comme toutes les couleurs de terre, le brun ralentit considérablement le déploiement du Ch'i. Une touche lui offre une bonne stabilité (elle aide à rétablir notre équilibre, à former des racines profondes, à être mieux organisé) mais les intérieurs où il domine anéantissent le Ch'i. Propice à l'ennui, à haute dose, le brun éteint l'espoir et l'ambition donnant l'envie d'hiberner chez soi sans jamais mettre le nez dehors.

### *La végétation*

Rien de tel que la végétation pour nous dire si le Ch'i est présent quelque part. Plus elle est vigoureuse, plus le Ch'i est abondant. La vitalité des plantes, à l'intérieur des maisons comme à l'extérieur, sur le balcon, sur le rebord des fenêtres ou dans le jardin est un baromètre infaillible.

Là où la végétation a le moindrement perdu de sa splendeur, le Ch'i a déguerpi. Ce qui ne veut pas dire qu'il ne circule pas dans les habitations où il n'y a pas de plantes. L'énergie y trouve son équilibre autrement. Il vaut mieux d'ailleurs qu'il n'y ait pas de plantes, plutôt que d'en avoir qui s'étiolent. D'un bouquet fané, d'une plante malade, d'un buisson mort ou d'un arbre en agonie s'échappent des ondes malsaines qui annulent les propriétés bénéfiques du Ch'i.

La prochaine fois que l'on vous offrira un bouquet de fleurs, prenez la peine de noter les choses agréables qui se produisent immédiatement après dans votre vie. Un bouquet, même le plus simple, apporte toujours du bonheur avec lui.

Dans les lieux très prospères, il y a toujours une abondance de fleurs et de plantes magnifiques qui font l'objet d'une vigilante attention. Vous n'y verrez pas de gazon miteux, de branches mortes, de plantes rabougries ni de bouquets fanés. Même avec de petits moyens, on peut s'entourer d'une belle végétation ; il suffit d'en prendre soin.

Enjolivez vos fenêtres, vos balcons et vos terrasses de belles plantes qui garderont leur feuillage en hiver. Nettoyez vos jardinières en remplaçant les plantes mortes ou mal en point, ajoutez-y de la bonne terre et de l'engrais. Préférez les contenants en terre cuite, car les racines respirent mieux. Faites la même chose à l'intérieur, sans hésiter à vous débarrasser au plus vite des plantes chétives. À moins d'être certain de pouvoir les sauver rapidement, faites un bon déblayage.

Soyez particulièrement vigilant dans les parties est, sud et sud-est de votre propriété (dedans et dehors). Là se trouvent les secteurs du Bagua où l'énergie a le plus besoin d'une belle végétation pour se sustenter. N'y placez aucune plante au feuillage dur et coupant, tel qu'un yucca. Choisissez des plantes à l'aspect gracieux comme certaines palmes ou celles qui ont des feuilles arrondies, comme le Crassula Argenta, l'une des plantes les mieux adaptées à la fabrication du Ch'i à l'intérieur des maisons. Des tiges de bambou dans un vase d'eau fraîche sont excellentes aussi.

Évitez de suspendre des plantes au plafond, surtout s'il est bas. Fuyez les « misères » qui portent bien leur nom ainsi que les cactées à épines. Les plantes grasses au contour doux sont très favorables au Ch'i pour l'eau qu'elles retiennent à l'intérieur de leurs feuilles.

Posez une belle plante près de votre ordinateur, de votre télévision ou de tout autre appareil électrique de grande taille afin de rétablir tout autour l'équilibre de l'énergie qui, autrement, se détériore en vous causant un stress inutile.

Les colonnes ou les piliers de soutien qui se trouvent au milieu des pièces ou qui font face à la porte d'entrée endommagent l'énergie. Pour y remédier, faites grimper une plante autour ou placez-en une bien haute devant ces colonnes sans gêner le passage. L'angle saillant d'un mur peut se traiter de la même manière afin de briser l'onde nocive qu'il projette.

S'il y a assez de lumière, mettez une ou plusieurs plantes dans votre salle de bains et votre salle de toilettes. Elles empêcheront le Ch'i de s'engouffrer dans les canalisations, attiré par l'eau qui y séjourne (le bois s'alimente d'eau dans le cycle des cinq éléments).

Débarrassez-vous de vos fleurs séchées ; elles ont perdu leur vitalité et elles amenuisent le Ch'i ambiant. Prenez des photos de vos bouquets quand ils sont encore frais si vous y attachez une valeur sentimentale, mais ne les gardez pas plus qu'il ne le faut. Vous n'en feriez qu'un symbole rabougri de ce qu'ils représentent pour vous. Par contre, les fleurs séchées, spécialement traitées et joliment présentées, telles qu'on en trouve chez les fleuristes, sont favorables au Ch'i, de même que les très belles fleurs et les plantes artificielles. Pensez à changer vos pots-pourris dès qu'ils perdent leur senteur ou deviennent poussiéreux et à renouveler l'eau des bouquets tous les jours. Une végétation florissante nettoie les ondes malsaines, d'où la tradition d'apporter un bouquet de fleurs fraîches aux malades. Sa nature Yang épure l'excès de Yin qui flotte autour du lit.

Ne plantez pas de buissons d'épineux aux abords de votre porte d'entrée. Ils meurtrissent l'énergie qui doit pénétrer le plus sainement possible chez vous. Et ne faites pas croître de plantes rampantes au sol, car elles finissent par s'étaler partout, grimpant aux arbres et aux murs des maisons en les étouffant. Elles produisent une énergie trop Yin et, de plus, elles sont réputées pour apporter des problèmes légaux.

Un arbre d'une taille imposante qui obscurcit l'avant d'une maison est source d'énergie excessivement Yin, et, de ce fait, il détériore fortement l'équilibre énergétique à l'intérieur du bâtiment. Nous n'avons jamais envie de faire abattre un arbre sain, mais dans certains cas ce remède drastique s'impose pour remettre l'énergie d'aplomb. Il faut enlever les racines des arbres que l'on abat, ou sinon les couper au ras du sol sans laisser la moindre aspérité.

Plantez des arbres à l'arrière des maisons et sur les côtés afin de permettre au Ch'i de s'accumuler. Les arbres lui offrent un soutien qui nous est favorable. À l'avant, il vaut mieux avoir une vue dégagée, de préférence sur un plan d'eau.

Le Feng Shui des jardins, des terrasses et des balcons a donné lieu à des ouvrages spécialisés que vous pouvez consulter pour en savoir plus long sur le sujet. Leurs auteurs vous donneront une foule d'idées décoratives en fonction des secteurs du Bagua, ainsi que le nom des plantes et des arbres qui leur conviennent, tout en vous indiquant le meilleur emplacement des pièces d'eau et des cascades.

### *Les sons*

Il est possible de purifier l'énergie par le son en changeant sa vibration, ce que font d'ailleurs les Chinois en faisant exploser des pétards tonitruants, le jour de l'An de leur calendrier, tant à l'intérieur des maisons que dans les jardins, les villes, les villages ou les quartiers d'exil.

Les ondes nocives proviennent d'amas d'énergie stagnante qu'une pétarade stridente remet en mouvement, rétablissant aussitôt ses propriétés bénéfiques. La musique lui fait le même effet au même titre qu'un tapement vigoureux des mains ou la sonnerie stridente du téléphone. Si vous sentez que l'énergie s'est assoupie dans un débarras, frappez fortement des mains quelques coups pour la ranimer. Si elle manque de vigueur dans certaines pièces, mettez de la musique à fond pendant un petit quart d'heure. Et si vous devez vous absenter de chez vous plus de deux jours, appelez régulièrement en laissant la sonnerie tinter une minute ou deux. Songez à la mettre à son niveau le plus sonore avant de quitter les lieux (et ne tombez pas mort de peur si quelqu'un vous répond !)

### *Les senteurs*

Un endroit d'où se dégagent de mauvaises odeurs signale toujours la disparition du Ch'i qui a sombré dans l'air vicié. Les intérieurs qui ne sont pas assez aérés, les pièces sans fenêtres (et sans bonne ventilation), sont des fabriques à problèmes de toutes sortes. Il convient de s'en protéger en introduisant une bonne dose d'air frais quotidiennement.

Ne laissez jamais une chambre dans le noir avec la porte fermée durant la journée. Ouvrez tous les placards et les débarras où vous n'allez pas souvent, au moins une heure deux fois par semaine, de préférence pendant la journée. N'utilisez que des produits naturels pour aromatiser les espaces, car les substances synthétiques détériorent le Ch'i.

### *Les objets*

#### ❖ Les objets brillants

Tous les objets qui reflètent la lumière tels les miroirs, les pendeloques d'un chandelier en cristal, les petites boules de cristal à multiples facettes, les métaux polis, les peintures vernies, voire une grande photo sur papier glacé peuvent être employés comme solution à un problème d'arrivée nocive d'énergie (la renvoyant à sa source) ou pour réactiver l'énergie dans les endroits où elle a tendance à stagner (recoins et pièces sans fenêtres).

## ❖ Les objets mouvants

Tous les objets qui bougent dans la brise tels les drapeaux, les manches à air, les girouettes, les moulins à vent, les carillons zéphyriens, ou dont le mouvement est motorisé, tels les fontaines et ventilateurs ont la propriété de ralentir la course de l'énergie ou de la stimuler selon l'endroit où ils sont placés. Les grandes pales d'un ventilateur mis au point lent peuvent freiner l'énergie dans un long couloir ou un jet d'eau s'élançant d'un bassin peut servir de bouclier protecteur entre une entrée de maison et la longue allée qui lui fait face. Ils peuvent aussi empêcher l'énergie de péricliter dans les lieux clos ou trop en retrait des passages.

## ❖ Les objets lourds

L'ampleur et la lourdeur des objets difficiles à déplacer tels qu'une armoire, un piano, une grande plante, une statue ou une grosse corbeille remplie de fruits ont la propriété d'ancrer fermement l'énergie dans le secteur du Bagua où l'objet est posé. C'est un remède qui s'emploie lorsque l'on désire apporter de la stabilité au domaine de la vie que ce secteur représente. Inversement, il faut l'alléger quand le changement ou les imprévus sont souhaités.

## ❖ Les objets symboliques

Les objets décoratifs ont une teneur symbolique que l'on apprend vite à déchiffrer dès que l'on pratique le Feng Shui. La visée est de s'en faire des alliés en s'entourant uniquement d'objets qui décrivent notre bien-être, présent ou convoité.

Une collection d'armes, aussi belles soient-elles, mise dans le secteur « Amour et Relations », ou un tableau illustrant la souffrance et le dénuement posé dans le secteur « Richesses et Prospérité » indiquent clairement les problèmes que les gens ont dans ces domaines de leur vie. Et si ce n'est pas aujourd'hui, ce sera pour demain. Afin d'y remédier, les armes trouveront leur place dans le secteur nord-ouest (Bienveillance et Voyages), le plus masculin de tous et associé à l'élément Métal, et l'image de la souffrance et du dénuement s'en ira hors de l'habitation.

Nous n'attachons pas grande importance au contenu symbolique des choses, à tort, car notre subconscient s'en imprègne et se fait un devoir de nous en offrir la tenue concrète à plus ou moins brève échéance.

Jetez un regard neuf sur votre décor. Souffrez-vous d'une grande solitude ? Groupez vos objets, évitez les images illustrant un personnage solitaire ou une chose seule, partez à la chasse de tout ce qui évoque l'isolement, y compris les photos où vous apparaissez seul. Ne les exposez pas, même les plus belles.

Vous trouverez, aux chapitres des neuf secteurs du Bagua, la liste des objets qui les enrichisse, selon leurs couleurs, leurs formes, leurs matériaux ou leur contenu symbolique.

### *Les animaux*

Les animaux domestiques sont une source inestimable d'énergie Yang. Ils font bouger l'énergie dans les endroits où nous n'allons pas souvent nous-même, procurant au Ch'i un regain de vitalité. Mais il ne faut pas qu'il y en ait trop. Plus de deux chats ou chiens par habitant d'une maisonnée et la pagaille s'installe avec un excès de Yang éreintant. Les animaux vieillissants, s'ils sont bien traités, conservent leurs attributs bénéfiques. Mais par sa souffrance, un animal (jeune ou vieux) traité sans respect apporte le malheur dans les maisons. Les jeunes enfants ne sont généralement pas aptes à prendre l'entière responsabilité d'un animal, d'où le besoin de les surveiller de près.

## *Les nombres*

Les nombres n'ont pas seulement des vertus quantitatives ; ils expriment aussi des idées dont vous pouvez utiliser la symbolique pour enrichir les secteurs du Bagua. Chacun d'eux possède d'ailleurs un chiffre qui l'identifie, mais qu'il n'est pas nécessaire de respecter si un autre exprime mieux les qualités recherchées. Seul le secteur lié aux affaires du cœur (Amour et Relations), auquel est attribué le *deux*, doit impérativement être gratifié de choses qui viennent par paire (ayant un aspect identique ou complémentaire).

La plupart des Chinois font grand cas de la symbolique des nombres qu'ils associent à ce qu'expriment certains mots de leur langue (le Cantonais) possédant la même résonance. Ainsi le chiffre *un* se traduit par « honneur », le *deux* par « doublé », le *trois* par « vigoureux », le *quatre* par « mort », le *cinq* par « rien », le *six* par « richesses », le *sept* par « certitude », le *huit* par « multiplier », et le *neuf* par « suprême réalisation ». Inutile de dire que le *quatre* (la mort) ne part pas favori... Certains Orientaux refuseront même d'occuper une adresse où ce chiffre apparaît.

Les nombres impairs (1-3-5-7-9) sont Yang avec des attributs masculins plus ou moins prononcés (actif, rapide, entreprenant, dominateur, indépendant, etc.), tandis que les nombres pairs (2-4-6-8) sont Yin avec des attributs féminins plus ou moins prononcés (passif, lent, coopératif, conservateur, subordonné, etc.).

## ❖ Caractéristiques symboliques des nombres

*Zéro:* symbole d'expansion illimitée, se tenant au-delà du temps et de l'espace, sans début ni fin, plein et vide à la fois ; c'est dans le zéro que le monde manifesté prend sa source.

*Un :* symbole de force, de volonté, de courage et d'indépendance, le *un* part à la conquête du monde dont il est le principe créateur. Il est lié à l'élément Eau et au secteur nord du Bagua « Occupations »

*Deux:* symbole de recherche d'harmonie et d'équilibre entre deux pôles opposés (Yin/Yang, masculin/féminin), le *deux* puise sa force dans l'union, la collaboration et le partage équitable. Il est lié au secteur sud-ouest du Bagua « Amour et Relations ».

*Trois:* symbole d'ingéniosité, de mouvement, d'expansion et de renouveau, le *trois* est créatif, communicatif et source de plaisirs variés. Il est lié à l'élément Bois et au secteur est du Bagua « Santé et Famille ».

*Quatre:* symbole de concrétisation, de réalisation pratique, de permanence, d'ordre et de discipline, le *quatre* est conformiste, monotone, restrictif, mais construit sur des bases que rien ne peut ébranler. Il est lié au secteur sud-est du Bagua « Richesses et Prospérité ».

*Cinq:* symbole de liberté, de nouveauté et d'adaptation facile, le *cinq* est mobile et curieux. Il s'intéresse à tout sans se fixer nulle part. Il est lié à l'élément Terre et au secteur central du Bagua « Soi ».

*Six:* symbole de beauté, d'harmonie, de séduction, le *six* est généreux, disponible, spontané, sécurisant, avec un sens inné de la famille et de grands talents pour l'amour. Il est lié au secteur nord-ouest du Bagua « Bienveillance et Voyages ».

*Sept :* symbole de sagesse intérieure, de réflexion spirituelle et mentale, pudique, distant, secret, le *sept* œuvre en solitaire, avec une répugnance marquée pour le médiocre et le bâclé. Il est lié à l'élément Métal et au secteur ouest du Bagua « Créativité et Enfants ».

*Huit :* symbole de puissance et de réalisation matérielle, le *huit* ne fait pas dans la demi-mesure et il peut monter aussi haut qu'il descend bas, récoltant ce qu'il sème. L'inaction et le manque de droiture lui sont fatals. Il est lié au secteur nord-est du Bagua « Sagesse et Connaissances ».

*Neuf :* symbole d'achèvement, le *neuf* boucle un cycle en faisant table rase du superflu afin d'ouvrir la voie aux choses nouvelles. Très éduqué (il contient toutes les qualités des nombres qui le précèdent), intrépide et non conformiste, c'est un précurseur qui chemine hors des sentiers battus, mais le regard tourné vers les autres dont il s'emploie à soulager la misère. Dans la pensée chinoise, le *neuf* mène à la consécration suprême. Il est lié à l'élément Feu et au secteur du Bagua « Prestige et Renommée ».

### *Les attestations visuelles*

L'idée de vivre dans un monde entièrement fait d'énergie est déjà difficile à concevoir, mais que nous dirigions notre vie intentionnellement dépasse carrément l'entendement. Ainsi, les coups du sort, la souffrance des innocents ne seraient-ils pas fortuits ?

Un concept dur à avaler sans tiquer et qu'il vaut mieux laisser de côté. Le propos de ce livre n'est pas d'expliquer l'inexplicable, mais d'enseigner une manière d'exploiter son libre arbitre de manière aussi efficace que possible. D'abord en faisant sauter nos oppositions intérieures avec EFT, puis en nous aidant du Feng Shui pour créer une qualité optimale d'énergie autour de nous, car les deux réunis nous offrent les moyens de tenir les rênes de notre existence dans la pleine mesure de nos possibilités.

Lorsque l'énergie est florissante, elle est imbibée de Ch'i, une substance aux propriétés extraordinaires qui pourvoit à nos besoins mais selon nos demandes, ni plus ni moins. Et c'est là que le bât blesse, car nos requêtes manquent d'ampleur. Elles sont banales, étriquées et souvent vaines à cause des sévères restrictions que l'on s'impose à soi-même. D'où l'importance d'EFT pour remettre les pendules à l'heure avec notre subconscient.

Les attestations visuelles sont des illustrations physiques de nos demandes. Elles comportent un message qui définit symboliquement ce que nous désirons obtenir. C'est un moyen de communiquer avec notre subconscient, soit pour lui indiquer qu'on est enfin prêt à accepter des choses que l'on se refusait auparavant, soit pour maintenir une bonne situation en place. C'est l'essence du sujet qui est indiquée dans l'illustration, telles que l'abondance, la vigueur physique ou la joie. Ces symboles sont placés dans les secteurs du Bagua qui en expriment le sujet. Vous trouverez une liste complète des objets les mieux adaptés à chacun d'eux aux chapitres qui les désignent.

## Le YIN et le YANG

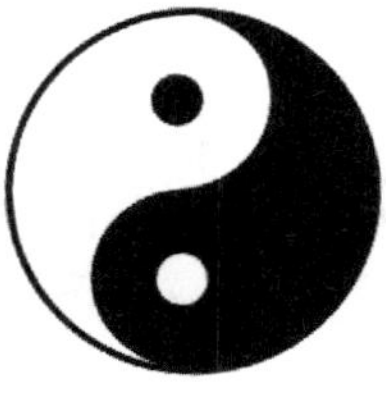

Le symbole du Yin et du Yang en parfaite harmonie.
Le noir est Yin, le blanc est Yang.
Le point blanc dans la partie noire et le point noir dans la partie blanche sont là pour indiquer que rien n'est complètement blanc ou noir et que le noir se transforme toujours en blanc, et inversement.

Le Yin et le Yang sont deux forces opposées qu'il faut apprendre à équilibrer pour donner naissance au Ch'i et faire de son petit chez-soi une source intarissable d'énergie bénéfique. Une bonne compréhension de ce que représentent ces deux principes fondamentaux est capitale. C'est la base même du Feng Shui avec le bon agencement des cinq Éléments.

Le Yin et le Yang s'engendrent mutuellement pour produire, animer, détruire et reconstruire tout ce qui existe dans la création dans une union faite de puissants contrastes. Antagonistes au possible mais interdépendants et complémentaires, le Yang apporte la vie et le Yin la détruit. D'où le devoir d'équilibrer ces deux forces qui s'épuisent mutuellement en se poussant l'une et l'autre sans relâche.

L'organisation de l'univers est basée sur la dualité, sur l'union des contraires. Ainsi, l'homme (Yang) et la femme (Yin) s'unissent pour engendrer la vie, le soleil (Yang) et la pluie (Yin) s'unissent pour faire pousser la végétation, et le bas (Yin) soutient le haut (Yang) sans lequel il ne pourrait exister.

Le Yin et le Yang sont soudés ensemble. La roue tourne continuellement. Le jour (Yang) suit la nuit (Yin), l'agitation (Yang) fait place au calme (Yin), la montée (Yang) donne lieu à la descente (Yin), et inversement.

C'est la présence trop affirmée de l'un d'eux qui fait naître les problèmes, comme lorsqu'il y a trop de pluie (Yin) donc pas assez de soleil (Yang) pour que la végétation puisse bien pousser.

Le Yin réconforte et protège, mais il empêche tout développement de se produire quand il l'emporte sur le Yang, instaurant une stagnation qui finit par éteindre la vie. Le Yang est synonyme d'abondance et d'allégresse, mais il engendre des ennuis de taille dès qu'il fait complètement disparaître le Yin. Les endroits bruyants, en désordre, éblouissants de lumière, abondamment peuplés en sont la parfaite expression.

Le Yin et le Yang sont partout présents à des doses variées, et c'est en comparant leurs qualités que l'on parvient à former l'équilibre recherché. Quand une chose est trop Yin, on y incorpore du Yang, et inversement. C'est toujours par la force opposée à celle qui s'exprime exagérément que l'on rétablit une union harmonieuse, en prenant note qu'elle s'établit en appuyant sur le Yang, parce qu'il est source de vie. Trois doses de Yang pour deux doses de Yin est une bonne mesure.

Le Yin et le Yang s'installent au mieux dans un décor lorsque l'on y effectue un bon mélange de textures, de lignes droites et courbes, d'ombre et de lumière, d'articles mis à des hauteurs différentes. Il y faut de l'ordre mais épisodiquement dérangé, des endroits vides et d'autres pleins, des choses lourdes et des plus légères, des tons clairs et des couleurs foncées, des zones animées et quelques-unes très tranquilles.

Le maintien harmonieux de ces deux forces est un élément primordial dans la pratique du Feng Shui. Quand un endroit est trop sombre (excès de Yin), on l'éclaire (Yang) ; s'il est trop rempli ou en fouillis (excès de Yang), on y fait du vide, on le range (Yin) ; si l'ameublement est trop angulaire (excessivement Yang), on le remplace par des meubles aux coins arrondis (Yin) ; si les plafonds sont trop hauts (trop Yang), on les rabaisse symboliquement (Yin).

Le même principe s'emploie pour réduire les problèmes de la vie courante. Nous y avons d'ailleurs recours à longueur de temps sans y faire autrement attention, comme les jours où nous emportons un parapluie parce que le temps est nuageux (Yin) et que nous tenons à rester au sec (Yang).

Dans cette optique, si vous avez tendance à vous faire du souci, à ressasser les choses du passé, à manquer de tonus, à vous ennuyer, à vivre isolé (conditions très Yin), introduisez du Yang dans votre vie et chez vous. Mettez-y de la lumière (ne restez pas dans l'obscurité sous prétexte qu'il fait jour dehors), oubliez vos plafonniers qui projettent une lumière blafarde, introduisez plutôt de belles lampes qui produisent de la lumière aux quatre coins des pièces, ouvrez les volets, les rideaux, les fenêtres pour aérer souvent, ajoutez des couleurs, mettez de la musique et changez vos habitudes. Introduisez de la nouveauté dans votre vie et vous noterez une embellie très nette de vos humeurs et un bon regain de vitalité.

À l'inverse, si vous courez dans tous les sens, sans une minute à vous, toujours pressé, à cran (conditions très Yang), introduisez du Yin dans votre environnement ainsi que dans votre façon de vivre. Allégez vos obligations, partez au calme, faites des balades tout seul, éteignez la musique, la télévision, videz le surplus qui règne chez vous et dans votre vie. Mettez de l'ordre, arrondissez les angles de votre ameublement, prenez de longs bains, faites un retour sur vous-même. Il faut toujours introduire la force opposée à celle qui s'exprime le plus fort pour rétablir son équilibre.

### *Les caractéristiques du Yin et du Yang*

La mise par catégories bien distinctes est difficile, car tout possède une expression Yin et Yang qui se note en comparant leur degré de puissance. Par exemple, un bâtiment de six étages est Yang par rapport à la maison d'à côté qui est plus petite, mais il devient Yin en comparaison du gratte-ciel qui se trouve derrière lui. Le feu en soi est Yang, mais la flamme d'une bougie est nettement moins Yang qu'une flambée en cheminée. De même, une eau stagnante est nettement plus Yin qu'une eau se déversant en cascade.

Par principe, plus les choses sont lumineuses, animées, abondantes, plus elles sont Yang. Plus elles sont sombres, silencieuses, immobiles, vides, plus elles sont Yin.

### *Les Attributs du Yin*

Le Yin est féminin, réceptif, intuitif, réfléchi, imaginatif, compatissant, patient, disponible, calme, tenace, doux et confiant. Aimant soutenir, nourrir et conserver les choses, le Yin apporte la paix et la sécurité dès qu'il est bien marié au Yang. Ce sont alors les ambiances feutrées, les jolies lumières tamisées, les beaux meubles anciens, les collections d'objets harmonieusement mises en valeur, les propriétés bien gardées et la sérénité intérieure. Mais émotif, faible, indécis, négatif, peureux, apathique, improductif, larmoyant, inférieur, conformiste, radin et routinier, le Yin se trouve aussi dans les accumulations superflues, les humeurs dépressives et l'horreur de la nouveauté dès que le Yang est absent.

Le Yin est mou, malléable, liquide, horizontal, arrondi, courbe, ondulant, étendu, déployé, éparpillé, vide, froid, humide, foncé et obscur (invisible). Il est souple, léger, silencieux, terne, lent, immobile, inerte, latent, chronique, solitaire, en décomposition et d'odeur déplaisante. Il se contracte et il se condense, il vit dans le passé, couché, dans l'ombre, caché, dans l'intimité, en retrait, en dedans, en profondeur, à l'intérieur, à l'arrière, en bas, en dessous et dans les creux. Il est à droite, au nord, à l'ouest, à la campagne. Il est vieux, ancien, passé, mort. Il décline et il s'enfonce, il casse, il abîme et il détruit. C'est le dénuement, l'isolement, le froid, la nuit, l'automne et l'hiver. Il est asymétrique, bosselé, rugueux, opaque, concave, centrifuge, dans la vallée, de plein pied, aux étages du bas, au sous-sol et à la cave. Il est plat, dilué, sans contours définis, mais aussi, accidenté, emmêlé et très orné (telle que de la dentelle ou des gouttelettes d'eau sur une surface plane), et son goût est douceâtre.

Ses couleurs sont le noir, le bleu, le vert, le bleu/violet et les tons très foncés. Il annonce les chiffres pairs, les matières naturelles, la religion, la philosophie, le domaine des morts ainsi que les secteurs qui sont à droite du Bagua : « Amour et Relations », « Créativité et Enfants », « Bienveillance et Voyages », englobant, dans la série, celui qui se trouve au milieu dans la rangée du bas « Occupations ». C'est aussi le Tigre du Feng Shui à l'ouest et la lune. Le Yin émane de la terre et il s'élève vers les cieux, en effectuant sa rencontre avec le Yang (qui descend du ciel), au niveau des humains qui résident à la surface de la planète.

### *Les attributs du Yang*

Le Yang est masculin, actif, radieux, innovateur et généreux au possible. Où qu'il soit, il apporte la joie et le mouvement. Aimant par-dessus tout la nouveauté, le changement et l'expansion, seul le Yin peut calmer sa fougue et réduire sa propension à tout donner, sans jamais rien amasser. Indépendant, extraverti, excité, changeant, impulsif, dissipé, toujours pressé et sur la défensive, le Yin calme des ardeurs éreintantes à hautes doses.

Le Yang est vertical, supérieur, dominateur, angulaire, géométrique, convexe, sec, lumineux (visible), étincelant et brûlant. Il est touffu, dense, râblé, fort, lourd, plein, entier, lisse, solide, ferme, bruyant, alerte, vif, rapide, entreprenant, sociable, vivant, parfumé et de goût salé.

Il est malicieux, ouvert, éveillé, positif, tourné vers l'avenir. Il est dehors, dans les endroits animés, devant, debout, en haut, au-dessus, aux étages supérieurs, au grenier, sur le toit. Il s'élève et il se projette en avant. C'est l'extérieur des choses, le superficiel, le rationnel, l'évident, mais aussi ce qui n'est pas encore vraiment terminé. Il est plein de clarté, c'est le jour, midi, le soleil et le ciel. Il est à gauche, en ville, à l'est et au sud. C'est l'activité, l'abondance, le printemps et l'été.

Il est anticonformiste, actuel, inédit, plein d'idées nouvelles. Le blanc, le rouge, le jaune, le rouge/violet et les tons clairs sont ses couleurs. Il annonce le mouvement, le domaine des vivants, le passage du temps, les chiffres impairs, les mathématiques, la technologie, les matières artificielles ainsi que les secteurs qui sont à gauche du Bagua : « Sagesse et Connaissances »,

« Santé et Famille », « Richesses et Prospérité », englobant, dans la série, celui qui se trouve au milieu dans la rangée du haut « Prestige et Renommée ». C'est aussi le dragon du Feng Shui à l'est.

Le Yang descend du ciel en direction de la terre en effectuant sa rencontre avec le Yin (qui en émane) au niveau des humains qui résident à la surface de la planète.

Le secteur central du Bagua incarne l'équilibre du Yin et du Yang, la fusion parfaite entre l'énergie qui descend du ciel et celle qui s'élève de la terre.

## La bonne orientation du Tai Ch'i

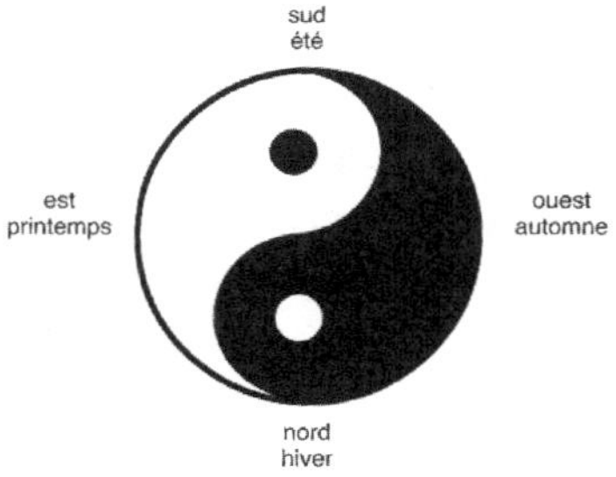


Le Tai Ch'i n'est pas seulement la représentation symbolique du Yin et du Yang ; il communique aussi un message bien précis qui se perd quand il n'est pas orienté correctement. La bonne manière, c'est avec le blanc (Yang) à gauche et le noir (Yin) à droite, avec la ligne courbe de séparation partant du haut vers le bas et formant un renflement dans lequel apparaît le point Yin au culminant du Yang (le point noir dans l'espace blanc au centre de la moitié supérieure du symbole), et le point Yang au culminant du Yin (le point blanc dans l'espace noir au centre de la moitié inférieure du symbole).

La boussole est une vieille invention chinoise dont les positions cardinales diffèrent des nôtres qui sont d'origine plus récente (découverte en Occident autour de mille ans plus tard). Dans la pratique du Feng Shui, le compas chinois se nomme un Luo Pan. Le sud y est placé en haut, le nord en bas, l'est à gauche, l'ouest à droite. L'orientation du Tai Ch'i explique ainsi la montée progressive du Yang jusqu'à son apogée finale en été et au sud, réduisant sa puissance au fur et à mesure que le Yin se développe, culminant au nord et en hiver où le Yang vient prendre le relais dans un cycle immuable. L'élévation du Yang correspond au développement des choses, la descente du Yin à leur déclin.

## Le YI KING

Le Yi King, aussi nommé le « Livre des transformations », est l'un des textes les plus anciens de l'humanité. Il guide dans leur avancée terrestre ceux qui le consultent par des présages fondés sur l'observation du Yin et du Yang, les deux grandes forces qui conditionnent l'évolution de toute chose.

Le Yi King se compose de huit trigrammes fondamentaux s'unissant dans un mélange particulier de Yin et de Yang pour engendrer soixante-quatre hexagrammes dont les données fournissent les oracles du Yi King.

Mais seuls les trigrammes nous intéressent ici, car chaque secteur du Bagua porte le nom de l'un d'eux, communiquant les forces plus ou moins vives du Yin et du Yang qui les habitent, sauf dans le secteur central « Soi » où ces deux puissances se trouvent en parfait équilibre.

Un trigramme se compose de trois lignes superposées formant un ensemble où s'exprime le Yin dans une ligne brisée (- -) et le Yang dans une ligne pleine (–).

Les huit trigrammes fondamentaux débutent par Ch'yan (☰) le Ciel, le père, le principe créateur masculin, localisé au nord-ouest dans la zone « Bienveillance et Voyages », et par K'un (☷) la Terre, la mère, le principe réceptif féminin, localisé au sud-ouest dans la zone « Amour et Relations », à qui il s'unit pour engendrer six descendants : le fils aîné Ch'en (☳) le *Tonnerre* situé à l'est dans la zone « Santé et Famille », le fils cadet K'an

(☵) l'*Insondable* situé au nord dans la zone « Occupations », le benjamin K'en (☶) la *Montagne* situé au nord-est dans la zone « Sagesse et Connaissances », la fille aînée S'un (☴) le *Vent* située au sud-est dans la zone « Richesses et Prospérité », la fille cadette Li (☲) le Feu située au sud dans la zone « Prestige et Renommée », et la benjamine Tui (☱) le *Lac* située à l'ouest dans la zone « Créativité et Enfants ».

Dans la pensée chinoise, ces huit trigrammes sont les ordonnateurs de tout ce qui existe dans l'univers, tant de manière tangible qu'immatérielle. Formulées par le légendaire empereur Fu Hsi il y a près de cinq mille ans, les lignes pleines et brisées de chaque trigramme sont restées inchangées depuis. Seule leur disposition dans le Bagua a subi une modification quelques siècles plus tard afin de mieux signaler la métamorphose continuelle des choses dans un assemblage appelé « Ciel postérieur ». L'arrangement initial, nommé « Ciel antérieur » n'est plus utilisé qu'en talisman de protection.

Pour déterminer le genre Yin ou Yang d'un trigramme, il suffit d'en noter les traits : Yang et impair quand les lignes pleines dominent, et Yin et pair quand ce sont les lignes brisées qui l'emportent.

## Les cinq éléments

L'interaction continuelle du Yin et du Yang donne naissance à cinq manifestations d'énergie se combinant entre elles pour produire tout ce qui existe dans la création. Ce sont les cinq composants de base du Ch'i.

La manière dont ces cinq Éléments s'expriment à travers notre demeure explique son atmosphère particulière. Un endroit heureux est toujours composé d'un mélange harmonieux des cinq Éléments. Possédant chacun des caractéristiques précises qui exercent une influence décisive sur la vitalité des autres, il faut savoir faire leur distinction et connaître les rapports qui les unissent. Les cinq Éléments s'expriment dans un langage certainement difficile à comprendre au début, mais qu'il est indispensable de maîtriser pour arriver à produire une bonne énergie chez soi.

Les cinq Éléments sont le **Bois**, le **Feu**, la **Terre**, le **Métal** et l'**Eau**, cinq matériaux qui ont des attributs physiques, mais aussi d'innombrables qualités plus ou moins abstraites en fonction de ce qu'ils représentent. Ainsi (et entre autres), l'Élément Bois est lié à la croissance parce qu'il pousse à profusion. Le Feu est lié à la luminosité et au succès parce qu'il permet d'être bien vu en cas de performance réussie. La Terre est liée à la sécurité parce qu'elle nous soutient et nous alimente. Le Métal est lié à la consolidation des acquis parce qu'il se compresse sur lui-même. Et l'Eau est liée à la diffusion des choses parce que sa fluidité lui permet de contourner tous les obstacles sans rien perdre de sa substance.

Les cinq Éléments occupent une position fixe par rapport à leurs congénères dans une relation équilibrée où ils se soutiennent mutuellement. De puissance égale, possédant chacun des fonctions bien précises, ils dépendent entièrement les uns des autres pour exister, et l'absence d'un seul annihile l'équilibre de tout l'ensemble. La relation entre les cinq Éléments s'effectue par couples dans un échange productif, neutre ou destructeur selon leurs affinités énergétiques. Un Élément est à la fois parent, enfant et ennemi juré d'un autre, dans un antagonisme qui détruit le Ch'i. C'est ce conflit entre Éléments que l'on apprend à reconnaître dans un environnement afin d'y réintroduire le cycle créatif, celui qui offre au Ch'i toutes les substances dont il a besoin pour s'épanouir.

### *Le cycle de création des Éléments*

Le mouvement productif des cinq Éléments s'exprime dans leur relation parent/enfant au cours d'un cycle rotatif continu, équilibré, où l'enfant devient parent à son tour. C'est une progression naturelle qui produit une énergie vigoureuse dont les propriétés se maintiennent grâce à la vigilante attention de chaque parent envers son enfant. La séquence parent/enfant débute par l'Élément Bois, avec la puissante poussée de la sève au printemps.

Dans ce cheminement harmonieux, le Bois alimente le Feu, le Feu nourrit la Terre, la Terre produit le Métal, le Métal enrichit l'Eau et l'Eau fait pousser le Bois. Chaque Élément est nourri par celui qui le précède et alimente le suivant en se fondant en lui.

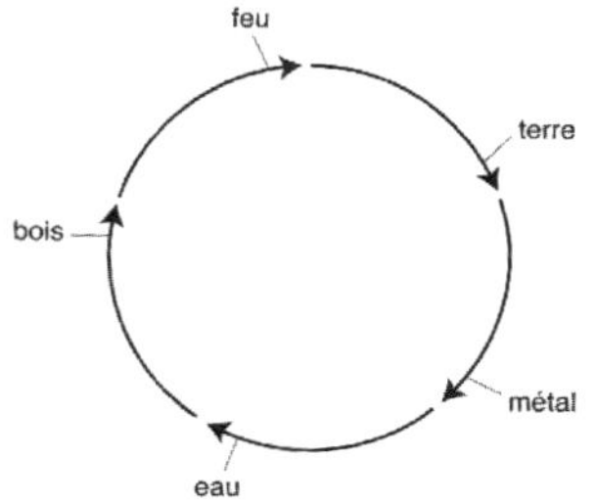


Cependant, l'Élément nourricier risque de s'épuiser s'il n'est pas lui-même bien soigné par son propre parent. Dans ce cas, un cycle de destruction se met en place avec des conséquences graves pour l'équilibre énergétique du lieu où il se produit.

### *Le cycle de destruction des Éléments*

Tel que vous le voyez sur l'illustration suivante, le cycle de production est rompu par la disparition de la relation parent/enfant, produisant un conflit majeur entre deux Éléments, en fonction de leur lignée parentale. Pour mieux comprendre la situation, imaginez qu'un grand-père veuille anéantir son petit-fils dès que le père de l'enfant n'est plus là pour le protéger.

Ainsi, le Bois épuise la Terre, le Feu fait fondre le Métal, la Terre endigue l'Eau, le Métal coupe le Bois, l'Eau éteint le Feu dans un combat où le dominant opprime le dominé et le détruit généralement.

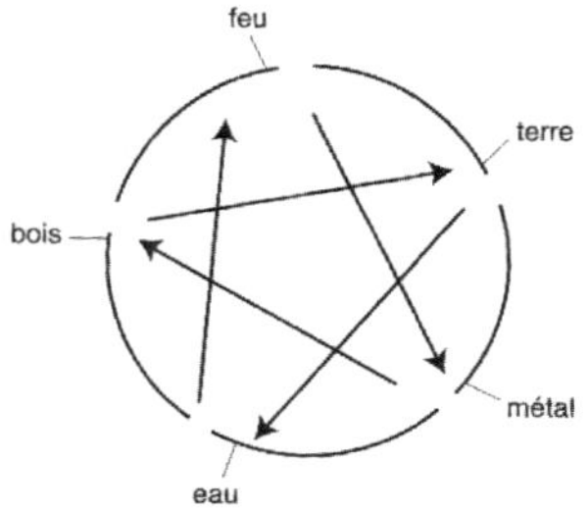

Ces rapports de force sont, bien entendu, très utiles dans la vie courante, tels un bon feu dans la cheminée quand il fait froid ou un plongeon dans la piscine quand on étouffe de chaleur. Ce sont leurs propriétés énergétiques qui entrent en conflit lorsque l'Élément intermédiaire est absent, tel que le placement d'un évier (Eau) à côté d'une table de cuisson (Feu), où une planche à découper en bois (ou autre objet de même nature), placée entre les deux servira de tampon modérateur.

### *Le cycle de réduction des Éléments*

Comme expliqué précédemment, les cinq Éléments suivent une progression immuable dans le cycle de création, chacun étant à la fois enfant de celui qui le précède et parent de celui qui lui succède. Dès que le cycle est rompu, l'harmonie entre tous les Éléments s'endommage sévèrement, les plus forts prenant automatiquement le dessus sur les plus faibles.

Un Élément exerce son action dominatrice quand l'Élément sur lequel il est chargé de veiller est chétif ou absent (son enfant), et que cet enfant ne peut donc plus jouer son rôle simultané de parent envers l'Élément suivant qui s'en trouve forcément affaibli lui aussi. L'Élément n'ayant plus d'enfant à nourrir, par sa puissance accrue, va très vite prendre le dessus sur l'Élément orphelin qui n'a plus la force de se défendre, produisant de la sorte un profond déséquilibre énergétique. L'harmonie se rétablit en reconstituant la lignée parentale, autrement dit en redonnant son enfant à l'Élément dominateur, restituant par la même occasion son parent à l'Élément orphelin.

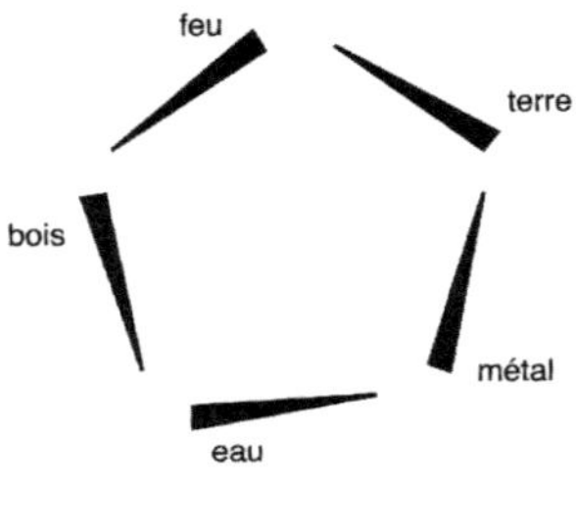


Ainsi, le Bois réduit la puissance de l'Eau (son parent) et redonne de la vigueur au Feu (son enfant), le Feu réduit la puissance du Bois (son parent) et redonne de la vigueur à la Terre (son enfant), la Terre réduit la puissance du Feu (son parent) et redonne de la vigueur au Métal (son enfant), le Métal réduit la puissance de la Terre (son parent) et redonne de la vigueur à l'Eau (son enfant), l'Eau réduit la puissance du Métal (son parent) et redonne de la vigueur au Bois (son enfant).

Ce n'est jamais en détruisant l'Élément dominateur que l'on parvient à reproduire le cycle de création. Si l'on supprime cet Élément au moyen de son opposant naturel (cycle de destruction), c'est un déséquilibre d'un autre genre qui va se créer et non pas l'harmonie recherchée. Par exemple, lorsque l'Eau (Yin) domine le Feu (Yang), l'endroit est trop sombre, froid, humide, bas, sans repère, voire dangereux. Il y manque de la chaleur, de la lumière, de l'animation. Si l'on y introduit son adversaire direct qui est l'Élément Terre (Yin, inertie, horizontalité, couleurs terreuses, etc), on ne fait qu'ajouter un sentiment d'étouffement à l'ensemble. En outre, la Terre n'y trouverait pas de quoi se nourrir puisque le Feu (son parent) est absent. Dans ce cas, seul l'Élément Bois est en mesure de rétablir le cycle harmonieux de création.

### *Les rapports mutuels entre les Éléments*

Puisqu'ils possèdent chacun des caractéristiques précises qui exercent une influence décisive sur la vitalité de l'ensemble, il faut savoir faire la distinction entre les cinq Éléments (voir liste dans les pages suivantes) et comprendre leurs rapports particuliers. Les Éléments s'expriment dans un langage un peu difficile à assimiler dans les premiers temps mais qu'il faut maîtriser pour arriver à produire une bonne énergie chez soi.

Le Bois est nourri (se développe) par l'Eau;
Le Bois nourrit (entretient) le Feu;
Le Bois est dominé (coupé) par le Métal;
Le Bois domine (épuise) la Terre;
Le Bois réduit le conflit entre l'Eau et le Feu.

Le Feu est nourri (entretenu) par le Bois ;
Le Feu nourrit (régénère) la Terre ;
Le Feu est dominé (éteint) par l'Eau ;
Le Feu domine (fait fondre) le Métal ;
Le Feu réduit le conflit entre le Bois et la Terre.

La Terre est nourrie (régénérée) par le Feu ;
La Terre nourrit (produit) le Métal ;
La Terre est dominée (appauvrie) par le Bois ;
La Terre domine (endigue, absorbe) l'Eau ;
La Terre réduit le conflit entre le Feu et le Métal.

Le Métal est nourri (produit) par la Terre ;
Le Métal nourrit (enrichit, minéralise) l'Eau ;
Le Métal est dominé (fondu) par le Feu ;
Le Métal domine (coupe) le Bois ;
Le Métal réduit le conflit entre la Terre et l'Eau.

L'Eau est nourrie (enrichie) par le Métal ;
L'Eau nourrit (fait croître) le Bois ;
L'Eau est dominée (endiguée, absorbée) par la Terre ;
L'Eau domine (éteint) le Feu ;
L'Eau réduit le conflit entre le Métal et le Bois.

### *L'évaluation des Éléments*

Vous trouverez plus loin la liste détaillée des attributs alloués à chacun des cinq Éléments. Leur apprentissage est très important, car mieux vous connaîtrez leurs diverses personnalités, mieux vous pourrez les repérer autour de vous pour en apprécier le dosage. Toute chose est un composant plus ou moins complet des cinq Éléments. La forme, la substance et la couleur font qu'une chose peut appartenir à plusieurs catégories à la fois. Par exemple, une table ronde en bois est faite d'une substance qui la relie à l'Élément Bois, mais sa forme ronde lui donne aussi un attribut qui la fait pénétrer dans la catégorie du Métal.

Admettons en plus que son plateau soit peint en noir, et voici que l'Élément Eau entre à son tour dans sa composition. Avec l'expérience, vous discernerez immédiatement l'équilibre des Éléments dans un lieu, car il s'en dégage toujours une atmosphère très agréable.

Vous noterez aussi qu'un Élément domine généralement l'ensemble, mais qu'il ne détruit en rien la présence des autres. Dans une forêt, par exemple, l'Élément Bois exerce une forte domination sous les bons auspices de tous ses congénères. La végétation est alimentée par de nombreux ruisseaux et des pluies plus fréquentes qu'ailleurs (Eau), le sol est fertile (Terre), avec de gros rochers qui en émergent par endroits (Métal), et l'Élément Feu est là par la clarté du soleil, les animaux et les incendies naturels.

Pour bien évaluer le dosage des Éléments, le plus simple, c'est de prendre une feuille de papier pour chaque pièce de votre logis, de la diviser en cinq colonnes et d'y noter le nom des Éléments. Il faut ensuite faire l'inventaire de tout ce qui se trouve dans la pièce, en commençant par les choses massives (Yang) pour finir par les petits objets (Yin). En cas de déséquilibre, il suffit de jouer avec son décor pour introduire le bon dosage des Éléments dans chaque pièce, suivant leur situation dans le Bagua.

Dans les neuf chapitres alloués aux secteurs particuliers du Bagua, vous trouverez le nom de l'Élément qui s'accorde à chacun d'eux. Ce sera l'Élément dominant de la pièce où se loge ce secteur. En procédant de la sorte, vous serez en mesure d'introduire tous les Éléments chez vous, de manière simple et efficace.

Par exemple, l'Élément Terre se trouve au centre de votre maison, ainsi qu'au sud-ouest et au nord-est. Vous appuierez donc sur cet Élément dans ces parties de votre habitation, en y introduisant également une bonne dose de l'Élément Feu (son parent), une touche nettement plus petite de Bois pour nourrir le Feu (juste ce qu'il faut pour ne pas épuiser la Terre), un soupçon d'Eau pour ne pas éteindre le Feu, indispensable à la vitalité de la Terre et du Métal en bonne mesure pour parfaire l'équilibre des cinq Éléments dans ces trois secteurs.

### *Les attributs des cinq Éléments*

#### ❖ Le Bois

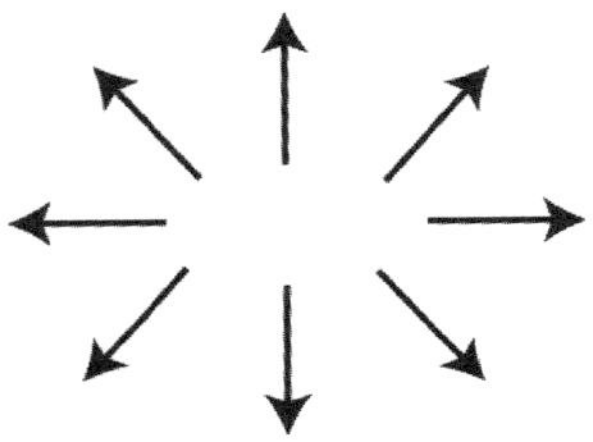

L'énergie du **Bois** (jeune Yang) prend de l'expansion dans toutes les directions. C'est une force créatrice puissante qui permet aux choses de croître et de se propager en prenant appui sur des racines robustes (expérience passée, support familial, communauté, etc.). Impulsion, mobilisation des ressources et développement rapide y sont associés.

L'Élément **Bois** se situe à l'est dans le secteur du Bagua « Santé et Famille », muni du trigramme Ch'en (☳) du nombre 3 et de la partie du corps associée aux pieds. Le **Bois** dans son expression Yin (bois coupé et végétation fine) se situe au sud-est dans le secteur « Richesses et Prospérité » muni du trigramme S'un (☴), du nombre 4 et de la partie du corps associée aux hanches. L'animal symbolique de l'Élément **Bois** est le dragon vert, sa saison est le printemps, son climat est venteux, l'heure est la matinée, sa planète est Jupiter. Son sens est la vue, sa sonorité est tonitruante, sa saveur est aigre, son odeur est fermentée. Son organe est le foie (Yin), ses viscères sont la vésicule biliaire (Yang). Son pouvoir est intuitif, sa vertu est la fraternité, ses sentiments positifs sont l'indulgence, la bonté et la clairvoyance, ses sentiments négatifs sont la colère et l'hostilité. Sa forme est haute et étroite, cylindrique, tel un tronc d'arbre. Ses couleurs sont le vert (Yang) et le bleu (Yin), et sa substance physique est toutes les matières végétales (bois, plantes, fleurs).

## ❖ Le Feu

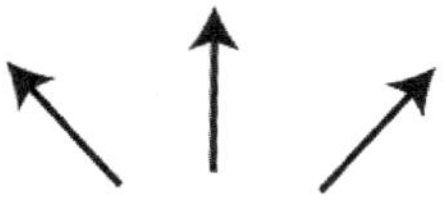

L'énergie du **Feu** (au maximum du Yang) est en pleine phase ascendante et s'élève droit dans les airs. C'est une force chaleureuse qui galvanise et conduit au succès en donnant l'entrain nécessaire pour accomplir les choses jusqu'au bout. Les performances victorieuses, l'épanouissement des sens, l'émerveillement devant la beauté du monde et de la vie y sont associés.

L'Élément **Feu** se situe au sud dans le secteur du Bagua « Prestige et Renommée », muni du trigramme Li (☲) et du nombre 9. Son animal symbolique est le Phœnix rouge, sa saison est l'été, son climat est chaud, son heure est midi, sa planète est Mars. Son sens est le goût, sa sonorité est réjouissante, sa saveur est épicée, son odeur est le brûlé. Son organe est le cœur (Yin), ses vicères sont l'intestin grêle (Yang) ; il est également lié aux yeux et au système sanguin. Son pouvoir est émotionnel, sa vertu est l'intégrité, ses sentiments positifs sont la gaieté et le bonheur accompagnant les accomplissements triomphants. Ses sentiments négatifs sont l'avidité ainsi que les chocs émotionnels. Sa forme est triangulaire, pyramidale, conique, en zig-zag. Ce sont aussi les flèches et les pentes abruptes. Ses couleurs sont le rouge (Yang) et le violet (Yin) et sa substance physique est le **Feu** (une petite flamme est Yin, une grande flambée est Yang). Y sont aussi associés la chaleur, la lumière, les combustibles, les humains, les animaux, et les produits artificiels et animaliers.

## ❖ La Terre

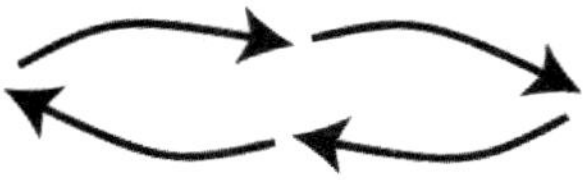

L'énergie de la **Terre** (le Yin et le Yang en parfait équilibre) pivote sur son axe. Son mouvement est rotatif et régulier. C'est le fondement du monde matériel. Accueillante, féconde, sa consistance, son aplomb, son endurance nous offrent un support indispensable. Elle pourvoit à nos besoins de tous les jours, amassant de quoi nous sentir en sécurité.

L'Élément **Terre** se trouve au centre de tout espace structuré. Dans le secteur « Soi » du Bagua, elle exemplifie l'équilibre parfait du Yin et du Yang, et de ce fait n'est liée à aucun trigramme. Son nombre au centre est le 5. Les deux autres secteurs qui abritent l'élément **Terre** (en mesures Yin et Yang différemment équilibrées) sont « Amour et Relations » au sud-ouest muni du trigramme K'un (☷) et du nombre 2, lié ici au système reproductif et à l'estomac, et dans « Sagesse et Connaissances » au nord-est, muni du trigramme K'en (☶), du nombre 8 et lié aux mains et à la rate/pancréas. Son animal symbolique est le serpent, sa saison est la phase de changement entre chaque saison, son climat est humide, son heure est l'après-midi, sa planète est Saturne. Son sens est le toucher, sa sonorité est mélodieuse, sa saveur est sucrée, son odeur est parfumée. Son organe est l'estomac (Yin), ses vicères sont la rate/pancréas (Yang). Son pouvoir est physique, sa vertu est la sagacité, ses sentiments positifs sont le contentement matériel et la félicité profonde, ses sentiments négatifs sont la privation et les idées fixes. Sa forme est cubique, carrée, rectangulaire, plate. Ses couleurs sont le jaune (Yang) et le brun (Yin). Sa substance physique est la **Terre** et toutes les choses qui se font avec celles-ci (briques, poteries, etc.)

### ❖ Le Métal

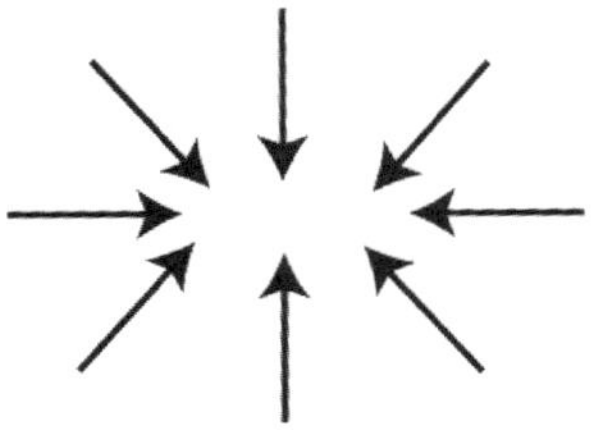

L'énergie du **Métal** (jeune Yin) se resserre sur elle-même. Son mouvement est tourné en tout sens vers l'intérieur. Sa puissance de durcissement nous permet d'acquérir des richesses de grande valeur (tandis que la Terre ne procure que les nécessités de base) et de consolider nos acquis. Il protège ce qui nous est précieux, tant sur le plan matériel qu'affectif.

L'Élément **Métal** se trouve à l'ouest dans le secteur « Créativité et Enfants » muni du Trigramme Tui (☱), du nombre 7 lié ici à la bouche, aux dents, au gros intestin et au nord-ouest, dans le secteur « Bienfaisance et Voyages », muni du trigramme Ch'en (☰), du nombre 6 et lié à la tête et aux poumons. Son animal symbolique est le tigre blanc, sa saison est l'automne, son climat est sec, son heure est le crépuscule, sa planète est Vénus. Son sens est l'odorat, sa sonorité est larmoyante, sa saveur est amère, son odeur est rance. Ses organes sont les Poumons (Yin), ses vicères sont le gros intestin (Yang). Son pouvoir est mental, sa vertu est la droiture, ses sentiments positifs sont le sens inné des valeurs et la bienveillance, ses sentiments négatifs sont les chagrins profonds et l'amertume. Sa forme est ronde, ovale, en arche, en dôme, sphérique. Ses couleurs sont le blanc (Yang), les blancs cassés, les pastel, les couleurs métalliques (Yin) et sa substance physique sont tous les métaux et cailloux, des plus précieux aux plus ordinaires.

### ❖ L'Eau

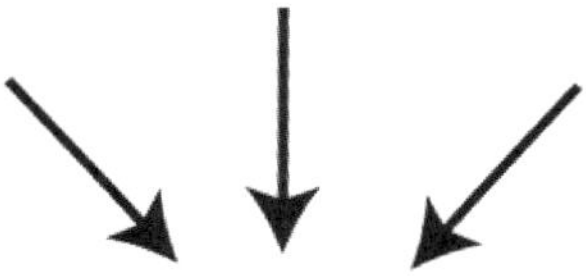

L'énergie de l'**Eau** (au comble du Yin) est en pleine phase descendante. Fluide et tranquille, son onde bénéfique nous encourage à suivre notre voie et nous aide à contourner calmement les obstacles. Elle engendre la volonté de nous réaliser pleinement et l'endurance nécessaire pour y parvenir.

L'Élément **Eau** se situe au nord dans le secteur « Occupations » du Bagua, muni du trigramme K'an (☵), du nombre 1 et lié aux oreilles et au sexe. Son animal symbolique est la Tortue, sa saison est l'hiver, son climat est froid, son heure est minuit, sa planète est Mercure. Son sens est l'ouïe, sa sonorité est plaintive, sa saveur est salée, son odeur est putride. Ses organes sont les reins (Yin), ses vicères sont la vessie (Yang). Son pouvoir est spirituel, sa vertu est le discernement, ses sentiments positifs sont le courage et la confiance, ses sentiments négatifs sont la

| La grille du bagua | | |
|---|---|---|
| **« Richesses et Prospérité »**<br>❖ Direction : Sud-est<br>❖ Éléments nourriciers : Bois et Eau<br>❖ Élément destructeur à haute dose : Métal<br>❖ Couleurs dominantes : rouge, bleu, violet, vert | **« Prestige et Renommée »**<br>❖ Direction : Sud<br>❖ Éléments nourriciers : Feu et Bois<br>❖ Élément destructeur à haute dose : Eau<br>❖ Couleurs dominantes : Rouge intense, violet | **« Amour et Relations »**<br>❖ Direction : Sud-ouest<br>❖ Éléments nourriciers : Terre et Feu<br>❖ Élément destructeur à haute dose : Bois<br>❖ Couleurs dominantes : Rouge, blanc, rose, jaune |
| **« Santé et Famille »**<br>❖ Direction : Est<br>❖ Éléments nourriciers : Bois et Eau<br>❖ Élément destructeur à haute dose : Métal<br>❖ Couleurs dominantes : Vert | **« Soi »**<br>❖ Direction : centre de tout espace structuré<br>❖ Éléments nourriciers : Terre et Feu<br>❖ Élément destructeur à haute dose : Bois<br>❖ Couleurs dominantes : jaune, tous les tons de terre | **« Créativité et Enfants »**<br>❖ Direction : Ouest<br>❖ Éléments nourriciers : Métal et Terre<br>❖ Élément destructeur à haute dose : Feu<br>❖ Couleurs : blanc, blanc cassé, pastel, métalliques. |
| **« Sagesse et Connaissances »**<br>❖ Direction : Nord-est<br>❖ Éléments nourriciers : Terre et Feu<br>❖ Élément destructeur à haute dose : Eau<br>❖ Couleurs : Jaune, bleu, vert, noir | **« Occupations » (Chemin de vie)**<br>❖ Direction : Nord<br>❖ Éléments nourriciers : Eau et Métal<br>❖ Élément destructeur à haute dose : Terre<br>❖ Couleurs : noir, les tons très foncés | **« Bienveillance et Voyages »**<br>❖ Direction : Nord-ouest<br>❖ Éléments nourriciers : Métal et Terre<br>❖ Élément destructeur à haute dose : Feu<br>❖ Couleurs : blanc, gris, noir, pastel, métalliques |

frustration, les craintes et les terreurs. Sa forme est ondulante, asymétrique, irrégulière. Sa couleur est le noir (Yin) et tous les tons très foncés (Yang). Y sont aussi associés les revêtements brillants et les surfaces réflectives. Sa substance physique se trouve dans tous les liquides.

## L'utilisation du Bagua

Le Bagua (ba-goua) permet de découvrir les faiblesses énergétiques d'un endroit en fonction de son contour structural (incluant les remèdes en cas de besoin) et il montre comment introduire les cinq Éléments dans l'espace suivant un schéma établi d'avance afin d'en alimenter l'énergie.

Le Bagua est l'outil le plus amusant du Feng Shui dès que sont dénichés dans nos habitations les neufs secteurs qui le gouvernent. Une première étape néanmoins rebutante pour certains, car il faut dessiner le plan de son domicile, et le cadrer selon les directions cardinales. Si tel est votre cas, faites venir un consultant professionnel de Feng Shui chez vous. Il vous mettra le pied à l'étrier en vous montrant où se trouvent ces secteurs. À partir de là, vous pourrez facilement continuer le processus en y incorporant EFT pour un maximum de succès.

La forme traditionnelle du Bagua est octogonale, mais par commodité d'utilisation il se présente aussi (comme ici) dans un carré divisé en neuf zones nommées « gua ». Le « ba » de Bagua veut dire « huit » en chinois, la neuvième zone étant le secteur central dont la particularité le place à part. L'énergie de chaque secteur est liée à un aspect particulier de la vie que l'on peut bonifier en y introduisant divers composants physiques, précisément détaillés plus loin dans leurs chapitres respectifs.

Ces neuf secteurs sont : « Santé et Famille » à l'est, « Richesses et Prospérité » au sud-est, « Prestige et Renommée » au sud, « Amour et Relations » au sud-ouest, « Créativité et Enfants » à l'ouest, « Bienveillance et Voyages » au nord-ouest, « Occupations » (Chemin de vie) au nord, « Sagesse et Connaissances » au nord-est, et pour finir la zone centrale « Soi » qui relie les secteurs entre eux.

Comme vous le voyez, toutes les directions cardinales sont couvertes de même que les directions intermédiaires placées aux quatre coins de la grille du Bagua. Le nord-est, l'est, le sud-est et le sud sont de nature plus ou moins Yang, tandis que le sud-ouest, l'ouest, le nord-ouest et le nord sont de nature plus ou moins Yin. Le secteur central reflète l'équilibre parfait du Yin et du Yang.

La localisation des secteurs du Bagua s'effectue selon leur orientation géographique. Ainsi, une pièce donnant au nord se trouve automatiquement dans le secteur « Occupations », une autre faisant face à l'est occupe d'office le secteur « Santé et Famille » et ainsi de suite. Il existe néanmoins une façon différente de situer les secteurs du Bagua dans une habitation. C'est une version moderne du Feng Shui dans laquelle les directions cardinales n'ont plus d'importance. Ainsi la pièce faisant face au nord peut devenir la zone « Prestige et Renommée » (traditionnellement associée au sud) en fonction de la situation de la porte d'entrée dans l'espace. Bien que d'apparence plus simple, cette méthode s'avère néanmoins plus compliquée, car les zones du Bagua changent de position dans toutes les pièces selon l'emplacement de la porte d'entrée. À vous de choisir la méthode qui vous convient le mieux, et de vous y tenir afin d'établir l'échange énergétique qui doit se faire entre tous les secteurs. Vous trouverez l'explication de cette méthode attribuée au Professeur Lin Yun à l'annexe VI de cet ouvrage.

### *La localisation des neuf secteurs du Bagua*

1) Commencez par dessiner le contour structural de votre habitation sur une feuille de papier en notant l'emplacement de sa porte d'entrée principale. Il n'est pas nécessaire de prendre des mesures excessivement précises, mais les proportions doivent êtres respectées. Il faut inclure dans le tracé tout ce qui touche à la maison (porche, véranda, garage, etc.).
2) Lorsque le contour structural ne forme pas un carré ou un rectangle complet, continuez les lignes en pointillé afin de le compléter, puis divisez ce plan en neuf zones identiques.

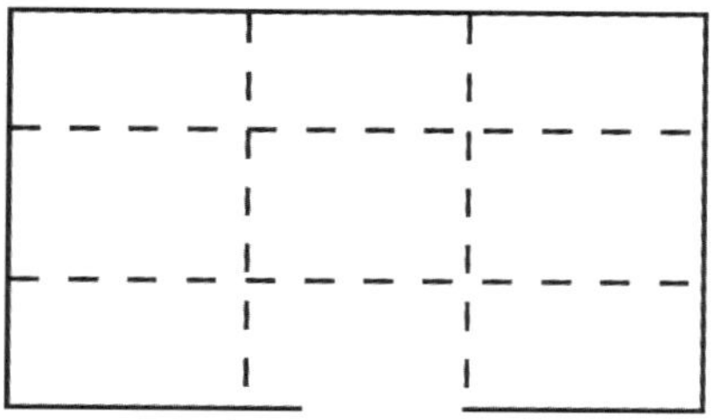

Bagua complet

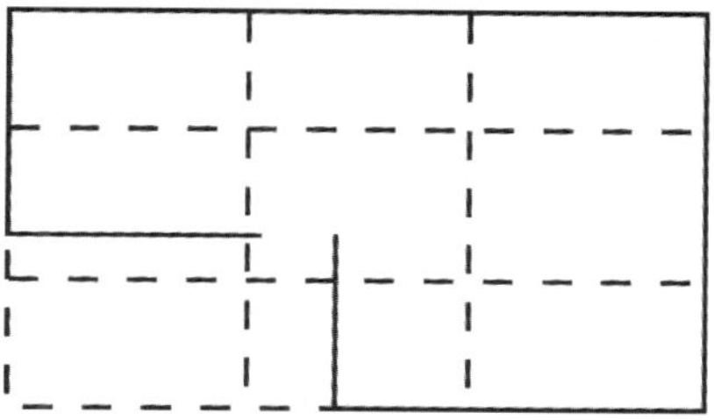

Bagua incomplet

3) Inscrivez maintenant les directions cardinales et intercardinales dans toutes les cases du Bagua, y compris celles qui se trouvent à l'extérieur de l'habitation (dans les zones en pointillé, soit dans le jardin ou l'appartement voisin). Pour cela, placez-vous le dos au mur nord de votre habitation (de l'intérieur), avec votre plan à la main, son côté nord dirigé vers vous.

4) Notez « nord » dans l'espace central de la lignée inférieure des cases du Bagua. De là, inscrivez les directions dans les cases appropriées, en vous servant de la grille du Bagua comme guide. Vous aurez ainsi le sud (Prestige et Renommée) en face dans la lignée supérieure, le sud-ouest (Amour et Relations) à sa droite, le sud-est (Richesses et Prospérité) à sa gauche, et ainsi de suite. Vous savez maintenant où se situent les neuf secteurs du Bagua chez vous.

## *Les structures de formes irrégulières*

Les structures de formes irrégulières ne contiennent pas l'ensemble des secteurs du Bagua à l'intérieur de l'espace. Et comme ils se soutiennent mutuellement, la moindre suppression produit un déséquilibre énergétique pouvant affecter n'importe quel domaine de notre vie, et non seulement l'aspect particulier auquel le secteur absent est lié à l'origine. Par exemple, la suppression du

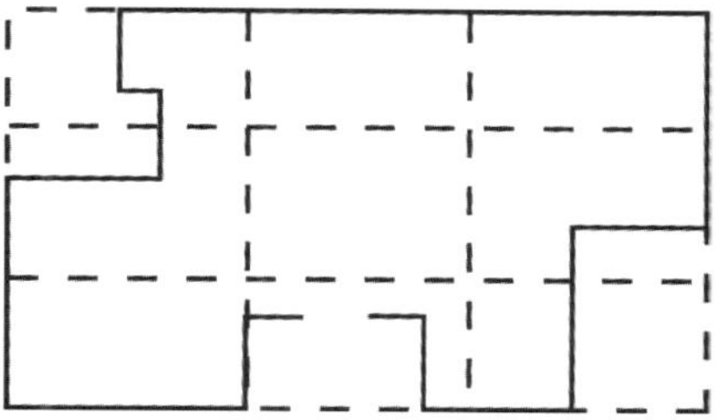

secteur « Sagesse et Connaissances » peut produire des problèmes financiers aussi désagréables qu'un secteur « Richesses et Prospérité » se trouvant en-dehors de la structure. De ce fait, le nom d'un secteur n'a pas vraiment d'importance, ce qui compte, c'est qu'ils soient tous présents et bien enrichis ; vous devez donc réé-introduire symboliquement tous ceux qui manquent à l'appel.

### *Les différentes suppressions de structure*

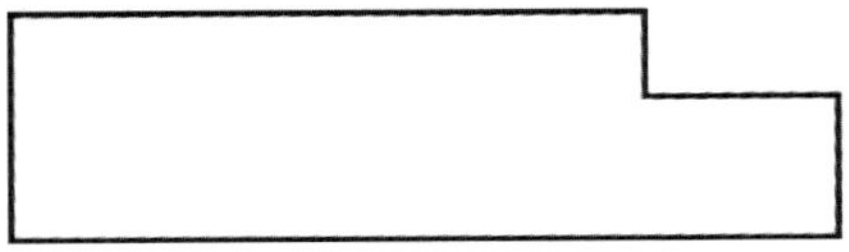

Si la partie du bâtiment se projetant à l'extérieur fait moins d'un tiers de la longueur du mur complet, c'est un accent qui renforce l'énergie du secteur concerné.

Si l'indentation retire la moitié (ou moins) de la longueur du mur, dans ce cas il s'agit d'une suppression d'énergie qui affecte l'ensemble des secteurs du Bagua.

Une cour intérieure n'exprime pas la suppression d'un secteur, mais elle fait partie intégrante du Bagua parce que l'espace est protégé tout autour. Un secteur mal entretenu, même bien introduit dans la structure d'un bâtiment, joue un rôle aussi négatif que s'il était absent.

### *Le traitement extérieur des suppressions de secteurs*

Ce genre de traitement n'est évidement possible que si l'on a accès aux pourtours extérieurs de son habitation ; dans ce cas, il faut commencer par déterminer l'endroit exact où se situerait l'angle de l'édifice si celui-ci formait un carré ou un rectangle parfait comme l'illustration suivante le montre :

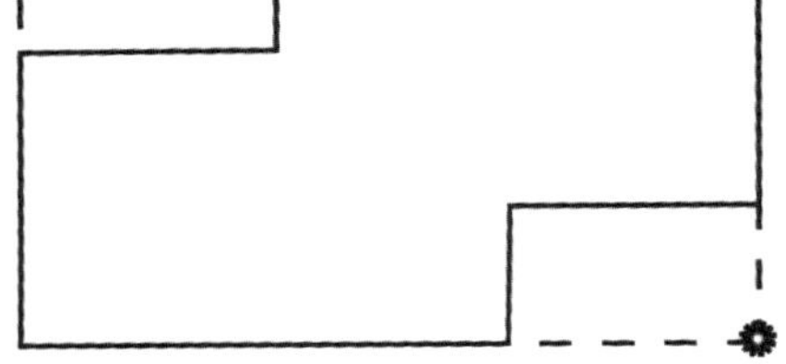

Il suffit ensuite de stabiliser cette zone extérieure au moyen de l'expédient qui convient le mieux. Voici les options :

a) Construire un patio couvert ou une pièce supplémentaire ;
b) Construire une terrasse à ciel ouvert munie d'une solide balustrade ou d'un muret autour ;
c) Marquer l'angle de l'édifice en y plantant un arbre qui ne prendra pas une ampleur démesurée en grandissant, ou en installant un lampadaire, voire un haut mât muni d'un grand drapeau ;
d) Souligner l'angle par une fontaine ou une rocaille ornée d'une cascade (en veillant toujours à diriger le jet d'eau en direction du bâtiment) ;
e) Remplir la zone d'un beau parterre de verdure qui gardera son aspect verdoyant toute l'année.

### *Le traitement intérieur des suppressions de secteurs*

Ce traitement est de nature « bizarre ». Le procédé s'effectue au moyen d'un miroir que l'on applique sur chacun des deux murs réduisant l'espace. Ce remède réalise une trouée symbolique par laquelle l'énergie du dehors pénètre à l'intérieur de l'habitation. Dans le cas de fenêtres, ce sont de petites sphères en cristal taillé qui rectifient le déséquilibre.

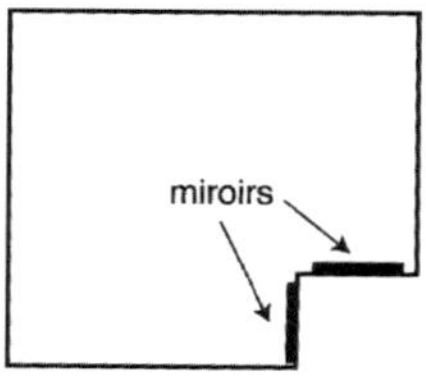


mur

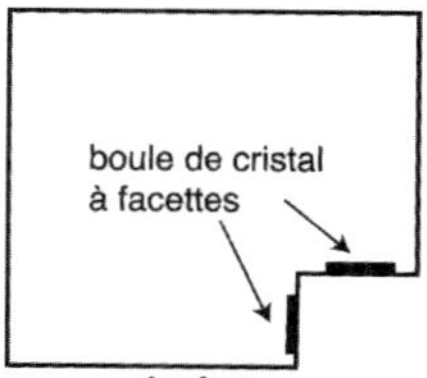


fenêtre

Il est préférable d'installer de grands miroirs, mais on peut aussi en coller un petit au mur, caché derrière un meuble ou un tableau (côté glace dirigé vers l'intérieur de la pièce). Aussi irrationnelle qu'elle semble, cette démarche réintroduit l'énergie du secteur absent dans l'espace. Pour parfaire le remède, vous pouvez peindre les deux murs de la couleur du secteur qu'ils suppriment ou placer un grand objet lié à son élément.

# TROISIÈME PARTIE

## L'enrichissement des neuf secteurs du Bagua avec ETF pour l'harmonisation intérieure

Vous ne pouvez commencer à enrichir les secteurs du Bagua qu'après avoir établi une bonne énergie chez vous. De ce fait, il faut d'abord traiter les suppressions de secteurs qui se présentent et suivre tous les principes du Feng Shui qui vous ont été expliqués jusqu'ici. L'enrichissement des secteurs serait inutile si l'énergie ne pouvait pénétrer chez vous à cause d'une entrée mal fagotée ou si elle s'endommageait à l'intérieur par un excès de Yin ou par des meubles qui gênent la circulation.

Dans les chapitres qui suivent, vous trouverez une multitude d'idées décoratives en fonction de chaque secteur. Prenez note de l'Élément dominant afin de l'introduire en bonne mesure. Lorsque les cinq Éléments sont bien représentés dans un espace, l'énergie s'en nourrit. Ceci, associé à sa bonne circulation et à l'équilibre du Yin et du Yang, voici votre habitation mise aux normes du Feng Shui.

N'importe quel espace bien structuré peut se diviser en secteurs du Bagua. De ce fait, il y a ce que l'on nomme le « grand » Bagua d'une habitation, avec un « petit » Bagua dans chaque pièce. Une habitation de cinq pièces aura donc nécessairement de plus nombreux Baguas qu'un loft dont la superficie pourrait être supérieure. L'énergie qui circule dans ces Baguas secondaires est très puissante aussi. Lorsqu'un secteur manque dans le grand Bagua, même s'il a été traité comme il se doit, il faut veiller à bien enrichir les petits Baguas qui lui correspondent à travers la maison afin de renforcer son influence. Par exemple, pour une indentation dans le contour de la structure au sud-ouest, le coin sud-ouest de chaque pièce devra faire l'objet d'une attention très particulière.

En fonction de sa grandeur, une pièce peut contenir plusieurs secteurs du grand Bagua d'une habitation ou une toute petite portion. L'enrichissement du petit Bagua, entrant en second dans chaque pièce doit en tenir compte. On se souviendra, par exemple, que les parties est, sud et sud-est d'une habitation bénéficient d'une profusion de plantes alors qu'il en faut très peu à l'ouest.

Les enrichissements propres à chaque secteur possèdent une qualité physique qui les relie à leur Élément, ainsi qu'une teneur symbolique. Il est important de commencer par introduire l'Élément, et de préférence dans sa forme primaire. On peut ensuite s'amuser à effectuer des compositions d'objets qui expriment les grâces auxquelles le secteur est associé, par exemple quelques bons livres dans « Sagesse et Connaissances » ou une mappemonde dans « Bienveillance et Voyages ».

Les objets qui nous entourent s'expriment dans un langage symbolique que notre subconscient capte à longueur de temps, nous en offrant la teneur concrète à plus ou moins brève échéance. C'est ainsi que certains objets peuvent devenir de véritables appels au malheur.

Pour faire jouer un bon rôle aux objets, il faut que leur message exprime le côté positif de la vie, tel qu'on le conçoit personnellement ; il faut placer ces choses dans les secteurs appropriés du Bagua selon les bienfaits qu'ils évoquent.

Les secteurs peuvent s'enrichir de mille et une façons, allant de l'objet le plus précieux aux choses les plus ordinaires. Ce qui compte, c'est que votre choix vous plaise vraiment. Mis à part le secteur « Amour et Relations » où les choses vont par paire, un bel objet est suffisant partout ailleurs.

Vous pouvez également enrichir le dessus des meubles, un tiroir ou l'intérieur d'une armoire en suivant le Bagua. Dans ce dernier cas, le Bagua doit être placé à la verticale, ce qui vous donnera le secteur « Richesses et Prospérité » sur l'étagère du haut à gauche et ainsi de suite.

## L'harmonisation intérieure avec EFT selon les secteurs du Bagua

L'application bien menée du Feng Shui à travers une demeure à elle seule peut nous faire réaliser une transformation remarquable de notre vie. Cependant, il arrive souvent que nous ne puissions pas introduire le Feng Shui de la manière voulue, même en sachant très bien comment nous y prendre. Il s'agit d'une opposition inconsciente qui nous empêche de mener les choses à notre guise, et qu'il faut neutraliser avec EFT pour parvenir à ses fins.

Selon la nature des problèmes qui vous occupent, vous trouverez les instructions EFT dans les secteurs du Bagua qui en évoquent l'aspect. Le bref sommaire suivant vous aidera à faire leur distinction :

« Santé et Famille » est lié à la santé physique et émotionnelle, et aux métamorphoses sur des bases solides. Ce sont les nouveaux départs dans la vie, la mise en pratique des idées et la réalisation des rêves. Cette zone traite les sentiments de rancune, de colère, et la frustration.

« Richesses et Prospérité » est lié à la croissance stable et graduelle de tout ce qui a le pouvoir d'enrichir notre vie, y compris sur le plan émotionnel. Cette zone traite les sentiments de haine et de rage.

« Prestige et Renommée » est lié aux réussites en tous genres et à l'estime que les autres nous portent. C'est le monde des apparences et de l'image de soi. Ce secteur aide à panser les blessures qui nous ont « brisé le cœur ».

« Amour et Relations » est lié aux unions affectives, aux associations harmonieuses, et facilite l'accès aux choses pour une accumulation sécurisante. C'est le domaine de la réceptivité et du contentement. Cette zone traite les sentiments de manque et de privation.

« Créativité et Enfants » est lié à l'aboutissement heureux des projets et aux récompenses qui en résultent de même qu'aux enfants, aux animaux et à la préservation de nos acquis. Ce secteur traite les sentiments de désespoir et d'amertume, et la mélancolie profonde.

« Bienfaisance et Voyages » est lié au monde extérieur et à la providence. Ce secteur protège des périls et facilite tout ce qui a trait aux déplacements, proches ou lointains. Il traite les sentiments de rejet et d'abandon.

« Occupations » est lié à notre chemin de vie et facilite la réalisation de notre potentiel en faisant sauter les obstacles qui nous barrent la voie. C'est le domaine de la détermination et du courage. Ce secteur traite les peurs, terreurs et hantises.

« Sagesse et Connaissances » est lié à l'acquisition des connaissances, à la clarté d'esprit, et il facilite les prises de décisions. C'est le domaine de la force intérieure et de la tranquillité. Ce secteur traite les sentiments obsessionnels et les idées fixes.

« Soi » au centre du Bagua est lié à l'équilibre général, à l'harmonie dans tous les domaines de l'existence et à la santé dans son ensemble. Son énergie très puissante facilite notre réalisation complète. Cette zone nous offre la sécurité et la satisfaction profonde. Elle traite toute défaillance.

Entamez votre travail EFT avec les phrases de mise en scène qui reflètent le mieux vos détresses et vos souffrances personnelles. Puis, continuez le procédé sur les souvenirs personnels que ces généralités évoquent (soyez le plus spécifique possible) jusqu'à ce que la charge négative disparaisse complètement.

Donnez ensuite de nouvelles directives à votre subconscient en effectuant le *tapping* sur le renflement occipital, la phase de finition des sessions d'EFT. Choisissez, parmi les attestations positives qui vous sont offertes, celles qui vous plaisent le plus ou composez les vôtres en accord avec la nature du travail accompli durant votre session d'EFT.

## Santé et Famille

**Visée :** rétablissement et solidité des fondations
**Direction :** Est
**Élément :** Bois
**Trigramme :** Ch'en (☳) Tonnerre, l'Éveilleur
**Parties du corps :** les pieds et le foie
**Sentiments négatifs :** rancune, colère, frustration

C'est dans la zone « Santé et Famille » que reposent nos fondations. L'énergie y est lié à notre passé, à ce qui fait que l'on est tel que l'on est aujourd'hui. La manière dont nous avons été élevés et nos appartenances familiales sont des facteurs de poids dont les données peuvent s'améliorer en bonifiant l'énergie de ce secteur, ceci couplé au travail d'harmonisation intérieure offert par EFT.

Ce lieu recueille l'énergie des êtres et des choses qui nous sont supérieurs soit par leur âge, leur éducation, leur position sociale, leur nombre ou parce qu'ils font partie intégrante de notre vie depuis longtemps : parents, grands-parents, ancêtres, instructeurs, amis de longue date, patron, banquier, médecin, conseiller spirituel, et ceux avec lesquels nous formons un clan (frères, sœurs, oncles, cousines, etc.) ou une confrérie fermée (communauté religieuse, groupe de support, association sportive, etc.).

Un bon démarrage est essentiel à toute chose pour croître dans la pleine mesure de son potentiel, et c'est ici que l'on rectifie, que l'on consolide ou que l'on s'établit une nouvelle souche de manière à nous épanouir comme il se doit. L'inertie et la stagnation relèvent de ce secteur où l'énergie a le pouvoir de nous propulser en avant. Elle nous aide à progresser en prenant appui sur du solide, tels que le ferme soutien de nos proches, la collaboration d'un groupe, une santé physique et émotionnelle optimale, nos acquis (éducation, expérience, héritage, etc.), ceci joint à un regain d'optimisme, à l'apport d'idées nouvelles et à une envie bénéfique de changement.

Il faut prendre grand soin de ce secteur en cas de problèmes de santé, de manque de vitalité physique ou morale, de stagnation dans n'importe quel domaine de la vie (financier, sentimental, professionnel), ou lorsque l'on désire régler une brouille familiale, avec un ami, un voisin, un supérieur au travail ou collègue.

### Enrichissement du secteur « Santé et Famille »

**Forme :** haute et étroite
**Couleurs :** vert (Yang), bleu (Yin)
**Chiffre :** 3
**Élément :** cette zone appartient à l'Élément Bois (voir attributs complets dans la deuxième partie) et s'enrichit au moyen d'une végétation en parfaite santé. Des substituts artificiels de qualité peuvent être employés, mais les bouquets séchés ne sont pas admis, sauf ceux qui ont été traités pour conserver une très belle apparence de fraîcheur. Comme l'Eau alimente le Bois, son ajout en bonne quantité s'avère nécessaire aussi. Vous pouvez l'introduire dans sa

forme primaire (fontaine, aquarium, etc.) ou par le placement d'objets choisis parmi ceux du secteur « Occupations », en évitant d'y incorporer une forte dose de Métal puisqu'il détruit les propriétés bénéfiques du Bois.

**Objets :** tout ce qui est en bois, en fibres naturelles (coton, sisal, rotin, etc.), de forme haute et élancée (piédestal, colonne, etc.), habillé de vert ou de bleu, orné de végétation, d'imprimés fleuris ou de bandes verticales. Les objets anciens, hérités, venus d'une communauté (amicale ou professionnelle), représentant un dragon (animal symbolique de ce secteur) ou groupé par trois. Les photos, portraits, souvenirs de membres de la famille ou d'amis intimes. Le trigramme ici se nomme « Tonnerre » avec tout le bruit et le tremblement qu'il produit ; c'est donc une zone où l'énergie aime la foule et le vacarme.

## Harmonisation intérieure avec EFT

Choisissez les phrases de mise en scène et de rappel d'EFT qui reflètent le mieux vos détresses personnelles. Celles-ci résument des généralités pour vous permettre d'entamer le processus, mais vous devez ensuite faire vos rondes sur les souvenirs spécifiques qu'elles vous évoquent jusqu'à dissipation complète de leurs charges négatives.

> Mise en scène : Même si j'ai cette peur de l'avenir (du changement, de l'inconnu, de prendre de mauvaises décisions, etc...), je fais toujours de mon mieux et je m'accepte complètement.
> Rappel : Cette peur de l'avenir (du changement, etc...).
>
> Mise en scène : Même si je suis incapable de m'accepter complètement, je veux bien jouer le jeu pour voir où me mène EFT, et je m'accepte complètement pour faire preuve de tant d'originalité.
> Rappel : Je ne peux pas m'accepter (je ne m'aime pas, etc...).

Mise en scène : Même si j'ai peur de prendre mon indépendance (de me lancer dans ce projet, de faire des choses nouvelles, de foncer dans l'inconnu, etc...), je fais de mon mieux et je m'accepte complètement.
Rappel : Cette peur de prendre mon indépendance (de faire des choses nouvelles, etc...).

Mise en scène : Même si j'ai cette peur des hauteurs (des rats, des serpents, d'être coincé dans un ascenseur, de conduire, d'être seul, etc...), je fais de mon mieux et je m'accepte complètement.
Rappel : Cette peur des hauteurs (des serpents, de conduire, etc...).

Mise en scène : Même si mon passé me retient (je ne m'en sortirai jamais, je n'arrive pas à me décider, je suis trop vieux, trop jeune, inexpérimenté, pas libre de faire ce que je veux, etc...), je fais toujours de mon mieux et je m'accepte complètement.
Rappel : Les choses ne vont jamais comme je veux (je ne m'en sortirai jamais, je suis trop vieux, pas libre, etc...).

Mise en scène : Même si je ne m'entends pas avec mon père, avec ma mère (j'ai eu une enfance malheureuse, mes parents ne m'aiment pas, j'ai honte de ma famille, je déteste mon patron, mon voisin, etc...), je fais toujours de mon mieux et je m'accepte complètement.
Rappel : Ce désaccord avec mon père (cette honte de ma famille, etc...).

Mise en scène : Même si je suis incapable de pardonner le mal que l'on m'a fait (ce drame me laisse un souvenir lancinant, j'ai commis une grave erreur, je suis très en colère, etc...), je fais toujours de mon mieux et je m'accepte complètement.

Rappel: Ce mal que l'on m'a fait (ce drame, cette erreur commise, cette profonde colère, etc...).

Mise en scène: Même si je ne sais pas ce que je veux (je n'ai aucun appui, aucune compétence, aucun entrain, etc...), je fais toujours de mon mieux et je m'accepte complètement.
Rappel: Je ne sais pas ce que je veux (ce manque d'ambition, d'entrain, d'appui, d'éducation, etc...).

Mise en scène: Même si j'ai ces problèmes physiques (douleurs, handicap, maladie, etc...), je fais toujours de mon mieux et je m'accepte complètement.
Rappel: Cette douleur (cet handicap, cette maladie, etc...).

## Manifestations positives par le *tapping* sur le renflement occipital

Cette phase conclut les sessions d'EFT en donnant de nouvelles directives à votre subconscient. Répétez trois fois de suite les phrases de votre choix en effectuant le *tapping* du bout des doigts sur le renflement occipital (la petite bosse qui se trouve à la base du crâne).

Je m'accepte complètement malgré tous mes défauts et les erreurs que j'ai commises.
Je fais toujours de mon mieux compte tenu de mes possibilités.
Je suis disposé à progresser en affrontant l'inconnu s'il le faut.
J'aime le changement et la nouveauté.
Je me fais confiance.
Je garde mon calme et mon sang-froid en toutes occasions.
Je me sens plein de vitalité.
J'ai retrouvé la santé.
Je suis facilement mon régime, mes exercices physiques, ma routine avec EFT.

J'accepte mon apparence physique telle qu'elle est.
Mes acquis expérimentaux s'avèrent de grande valeur.
Je tire un trait sur le passé et avance dorénavant librement.
Les choses ont changé, tout va de mieux en mieux dans ma vie.
J'ai plein de bonnes idées.
Je m'affirme facilement.
J'entreprends de nouveaux projets avec tout l'appui dont j'ai besoin.
J'ai les atouts qu'il me faut pour réussir dans mes entreprises.
Mes nouvelles racines sont solides.
J'ai de bonnes fondations très sécurisantes.
J'entretiens d'excellentes relations avec mes parents (voisins, collègues, patron, etc.).
Mon cercle d'amis s'agrandit. Je suis entouré de gens intéressants qui m'apprécient.
Les décisions que je prends tournent toujours à mon avantage.

## Richesses et Prospérité

**Visée :** accroissement des bienfaits de la vie
**Direction :** sud-est
**Élément :** Bois (petit)
**Trigramme :** S'un (☴) Vent, le Pénétrant
**Parties du corps :** les hanches et la vésicule biliaire
**Sentiments négatifs :** haine, rage et fureur

Malgré son titre accrocheur, l'énergie du secteur « Richesses et Prospérité » n'offre pas systématiquement la fortune. Elle veille sur nos ressources et subvient abondamment à nos besoins quotidiens, mais sans jamais aller au-delà de l'usuel, se limitant aux choses que nous trouvons acceptables d'avoir. C'est un point important, car bien des gens s'attendent à voir leurs conditions financières prendre une ampleur extraordinaire, toutefois impossible tant qu'ils n'ont pas supprimé leurs oppositions intérieures.

Notre situation financière est le reflet de nos croyances, et c'est dans le domaine de l'argent que nous exprimons le mieux nos souffrances émotionnelles. Nos restrictions ne sont pas dues à un défaut d'argent dans le monde où il circule en abondance, mais elles proviennent d'une extériorisation de nos privations affectives. Une pénurie d'argent peut ainsi exprimer un sentiment d'abandon (puisque l'argent nous vient toujours par le biais d'autrui) ou marquer un état d'infériorité quand nous ne sommes pas payés à la mesure de nos possibilités.

Certes, l'enrichissement de cette zone nous aide à progresser financièrement, à être graduellement plus à l'aise, mais un travail d'harmonisation intérieure est tout à fait nécessaire pour franchir un cap important dans ce domaine. L'énergie de ce secteur, aussi bonne soit-elle, ne peut pas nous apporter la fortune. Ce n'est qu'en nous libérant de nos résistances intérieures (et diverses croyances restrictives) que nous pouvons espérer obtenir les richesses attendues.

Prenez soin de ce secteur en l'enrichissant comme il se doit, mais surtout, délogez vos oppositions intérieures avec EFT. Ce ne sont jamais les circonstances du dehors qui font plafonner nos ressources, mais nos blocages d'énergie. Ceux-ci supprimés, plus rien ne peut venir freiner notre ascension financière. Persistance et gratitude (pour ce que nous avons déjà) sont les mots clefs de ce secteur.

### Enrichissement du secteur « Richesses et Prospérité »

**Couleurs :** vert, bleu, rouge, violet
**Forme :** haute et élancée
**Chiffre :** 4

**Élément :** cette zone appartient également à l'Élément Bois (voir attributs complets dans la deuxième partie), mais dans une forme plus restreinte qu'au précédent secteur « Santé et Famille ». Elle s'enrichit néanmoins de la même manière, en y introduisant une belle végétation (sans plantes à feuilles « pointues ») et de l'Eau (fontaine de table, récipient décoratif), en veillant, ici aussi, à n'introduire qu'une infime quantité de Métal afin de ne pas endommager l'énergie du Bois qui doit dominer.

**Objets :** avec un trigramme nommé « Vent », on peut mettre toutes les choses qui se balancent dans la brise (drapeaux, bannières, mobiles, carillons zéphiriens, etc.). On peut aussi y déposer des objets qui illustrent l'opulence (tableaux, étoffes, etc.) ou qui ont une vraie valeur marchande (bijoux, collections précieuses, etc.) de même que des illustrations spécifiant ce que nous aimerions posséder. Et ceci, pas seulement d'un point de vue matériel, mais aussi émotionnel, comme l'image d'une joyeuse tablée familiale, si ce bienfait est recherché. Ne mettez jamais de contenants vides dans ce secteur.

## Harmonisation intérieure avec EFT

Choisissez les phrases de mise en scène et de rappel d'EFT qui reflètent le mieux vos détresses personnelles. Celles-ci résument des généralités pour vous permettre d'entamer le processus, mais vous devez ensuite faire vos rondes sur les souvenirs spécifiques qu'elles vous évoquent jusqu'à dissipation complète de leurs charges négatives.

> Mise en scène : Même si je manque d'argent (je ne peux pas payer mon loyer, partir en voyage, m'offrir ces chaussures, etc...), je fais toujours de mon mieux et je m'accepte complètement.
> Rappel : Ce manque d'argent (je ne peux pas payer mon loyer, etc...).

Mise en scène : Même si je suis né pour être pauvre (j'ai à peine de quoi vivre, mes besoins ne sont jamais comblés, ma vie est une longue suite de privations, etc...), je fais toujours de mon mieux et je m'accepte complètement.
Rappel : Ces privations (cette pauvreté, etc...).

Mise en scène : Même si j'ai des dettes énormes (je ne peux pas rembourser ce que je dois, j'ai dépassé ma limite à la banque, je suis en faillite, etc...), je fais toujours de mon mieux et je m'accepte complètement.
Rappel : Ces dettes énormes (cette faillite, etc...).

Mise en scène : Même si je vis au-delà de mes moyens (je dépense à tort et à travers, je ne sais pas gérer mon argent, je déteste faire mes comptes, etc...), je fais toujours de mon mieux et je m'accepte complètement.
Rappel : Je vis au-delà de mes moyens (cet argent perdu, etc...).

Mise en scène : Même si j'ai été dépouillé de mes biens (escroqué, roulé, volé, cambriolé, déshérité, etc..), je fais toujours de mon mieux et je m'accepte complètement.
Rappel : Ce vol (cet abus de confiance, ce cambriolage, etc...).

Mise en scène : Même si je ne peux pas assumer mes responsabilités financières (je ne trouve pas de travail, je suis à la charge des autres, au chômage, etc...), je fais toujours de mon mieux et je m'accepte complètement.
Rappel : Ces responsabilités que je ne peux pas assumer (je ne trouve pas de travail, ce chômage, etc...).

Mise en scène : Même si je trouve que l'argent empêche de s'élever spirituellement (qu'il est sale, immoral, qu'il fausse les rapports, etc...), je fais toujours de mon mieux et je

m'accepte complètement.
Rappel : L'argent est sale (il fausse les rapports, etc...).

Mise en scène : Même si j'ai peur de perdre mon argent (j'ai peur de manquer, je n'aime pas dépenser, payer mes dettes, etc...), je fais toujours de mon mieux et je m'accepte complètement.
Rappel : Cette peur de perdre mon argent (de dépenser, de payer mes dettes, etc...).

Mise en scène : Même si j'ai peur de l'avenir (d'être à la charge des autres, à la rue, etc...), je fais toujours de mon mieux et je m'accepte complètement.
Rappel : Cette peur de l'avenir (d'être à la charge des autres, à la rue, etc...).

Mise en scène : Même si je ne sais pas gagner ma vie correctement (j'ai honte de recevoir de l'argent pour mes services, etc...), je fais toujours de mon mieux, et je m'accepte complètement.
Rappel : Je ne sais pas gagner ma vie (cette honte de me faire payer, etc...).

### Manifestations positives par le *tapping* sur le renflement occipital

Cette phase conclut les sessions d'EFT en donnant de nouvelles directives à votre subconscient. Répétez trois fois de suite les phrases de votre choix en effectuant le *tapping* du bout des doigts sur le renflement occipital (la petite bosse qui se trouve à la base du crâne).

J'ai tout l'argent qu'il me faut pour être heureux.
L'argent me vient de tous les côtés.
J'ai plein d'argent à dépenser comme j'en ai envie.
Mes rentrées d'argent sont largement supérieures à mes

dépenses.
Je m'occupe très bien de mes affaires financières.
J'ai beaucoup de chance dans le domaine de l'argent.
Je me sens complètement en sécurité financièrement.
Je suis secourable et toujours à bon escient.
Je suis remboursé de tout l'argent que l'on me doit.
Je gagne énormément d'argent en faisant ce que j'aime faire.
J'ai un métier très lucratif qui me laisse plein de temps libre.
Je reçois une importante augmentation de salaire.
J'ai assez d'argent pour ne plus devoir travailler.
J'ai une vie facile où tous mes besoins sont richement comblés.
Je suis indépendant financièrement avec bien plus d'argent qu'il ne m'en faut pour vivre très à l'aise.
J'ai largement les moyens de prendre soin de ma famille.
J'assume mes responsabilités financières très facilement.
Je m'accorde le droit de gagner plein d'argent.
L'argent est un véhicule qui me permet d'aller où je veux, en beauté et facilement.
J'aime l'aisance que m'apporte l'argent.
Je peux m'élever spirituellement et gagner beaucoup d'argent en même temps.

## Prestige et Renommée

**Visée :** reconnaissance sociale et consécration des mérites
**Direction :** Sud
**Élément :** Feu
**Trigramme :** Li (☲) Feu, le Collant
**Parties du corps :** les yeux et le cœur
**Sentiments négatifs :** exacerbation des sentiments

Notre réputation s'établit par le bavardage des gens et se colle à nous selon la qualité des bruits qu'ils font courir sur notre personne (ou notre commerce). L'énergie lumineuse de ce secteur nous expose sous un jour favorable où nos prouesses et talents sont bien notés par les autres. « Prestige et Renommée » nous aide à répandre la lumière sur nos diverses réalisations pour en récolter toute la gloire, car des mérites cachés ne servent évidemment pas à grand-chose.

L'appréciation de nos compétences par autrui est un besoin fondamental qui nous aide à progresser, et c'est en sortant de l'ombre que nous pouvons nous distinguer. Un ajout de Ch'i dans ce secteur et nous voici sous les feux de la rampe, muni des atouts nécessaires pour faire bonne impression. Un charme accru, un regain d'enthousiasme, le rayonnement intérieur, l'envie d'être reconnu pour ses talents vont nous en donner les moyens.

Cependant, un manque de confiance en nous-même, problème très répandu, peut facilement nous empêcher de traiter cette zone comme il se doit. Cette résistance intérieure nous protège de certains risques, mais il faut la traiter avec EFT si l'on veut réussir comme on l'entend. Les gens qui se font confiance partent gagnants, ayant une manière bien particulière de se présenter aux autres. Ils nous éblouissent, même sans talents spéciaux, et ils se fichent éperdument de nos critiques. EFT permet de récupérer cet état intérieur de confiance, dissipant les traces énergétiques des situations où nous avons été rabaissés dans le passé causes certaines de nos sentiments d'infériorité actuels.

Un petit conseil en passant. Si vous avez certains secrets qu'il serait utile de garder cachés, l'enrichissement de cette zone pourrait fort bien les exposer en pleine lumière, l'intégrité se trouvant être ici le mot clef...

## Enrichissement du secteur « Prestige et Renommée »

**Forme :** triangulaire, conique, pyramidale, pointue
**Couleurs :** rouge et violet
**Chiffre :** 9

**Élément :** cette zone appartient à l'Élément Feu (voir attributs complets dans la deuxième partie) et elle s'enrichit de manière à la rendre aussi lumineuse et chaleureuse que possible. L'élément Bois (dans sa forme primaire) doit être mis à profusion afin de bien l'alimenter, avec juste une petite touche d'eau, suffisante pour nourrir le Bois sans risquer d'éteindre le Feu qui doit dominer ici.

**Objets :** vous pouvez incorporer toutes les choses liées à la réussite, celle dont vous bénéficiez déjà ou que vous aimeriez connaître. Les diplômes, les médailles et les trophées en tous genres y trouvent leur place (sauf ceux liés à la chasse parce qu'ils évoquent la mort), au même titre qu'un produit que vous désirez faire connaître (y compris votre image). Les objets représentant un humain ou un animal, illustrant un personnage célèbre, fabriqué à partir d'une substance animale, générant de la lumière ou de la chaleur enrichissent également l'énergie de cette zone. Il est conseillé d'y laisser une lumière toujours allumée si l'endroit est naturellement sombre et de la parer de couleurs Yang. L'animal symbolique est le Phœnix rouge (ou coq).

## Harmonisation intérieure avec EFT

Choisissez les phrases de mise en scène et de rappel d'EFT qui reflètent le mieux vos détresses personnelles. Celles-ci résument des généralités pour vous permettre d'entamer le processus, mais vous devez ensuite faire vos rondes sur les souvenirs spécifiques qu'elles vous évoquent jusqu'à dissipation complète de leurs charges négatives.

Mise en scène: Même si je n'ai pas confiance en moi (je manque d'assurance, je bredouille devant les autres, je perds mes moyens quand on me regarde, je me sens mal en société, etc...), je fais toujours de mon mieux et je m'accepte complètement.
Rappel: Ce manque de confiance en moi (ces malaises en société, etc...).

Mise en scène: Même si j'ai peur de rencontrer des gens nouveaux (je n'ose pas dire bonjour, je me terre dans mon coin, j'ai les mains moites, je déteste entamer la conversation, je sais d'avance qu'on va mal me juger, je déteste être en représentation, etc...), je fais toujours de mon mieux et je m'accepte complètement.
Rappel: Cette peur de rencontrer des gens nouveaux (ces mains moites, ces rapports superficiels, etc...).

Mise en scène: Même si je suis inexpérimenté (incompétent, timide, craintif, empoté, banal, distant, etc...), je fais toujours de mon mieux et je m'accepte complètement.
Rappel: Ce manque d'expérience (cette timidité, cette incompétence, etc...).

Mise en scène: Même si je suis incapable de parler devant une audience (de monter sur un podium, de vendre mes produits, de me faire connaître, etc...), je fais toujours de mon mieux et je m'accepte complètement.
Rappel: Cette peur de parler en public (de monter sur un podium, de me faire connaître, etc...).

Mise en scène: Même si je n'ai jamais réussit (je n'ai rien de spécial à offrir, j'ai toujours été mal jugé, je rate tout ce que j'entreprends, j'ai saboté mon succès, etc...), je fais toujours de mon mieux et je m'accepte complètement.
Rappel: Cet échec (rien de spécial à offrir, j'ai saboté mon succès, etc...).

Mise en scène: Même si mes accomplissements passés ne m'ont rien apporté (ma réussite ne m'a pas donné ce que j'attendais d'elle, je n'ai pas su profiter de mon succès, etc...), je fais toujours de mon mieux et je m'accepte complètement.
Rappel: Mes accomplissements ne m'ont rien apporté (cette déception, etc...).

Mise en scène: Même si ma réputation laisse à désirer (j'ai manqué d'intégrité, j'ai menti sur mes compétences, j'ai commis certains abus, etc...), je fais toujours de mon mieux et je m'accepte complètement.
Rappel: Ce manque d'intégrité (ces mensonges, ces abus commis, etc...).

Mise en scène: Même si l'opinion des autres compte plus que la mienne (j'ai du mal à me faire une idée des choses par moi-même, j'ai besoin du regard des autres pour exister, ma réussite sociale passe avant tout, je m'abaisse pour réussir, etc...), je fais toujours de mon mieux et je m'accepte complètement.
Rappel: L'opinion des autres compte plus que la mienne (je me rabaisse pour réussir, etc...).

### Manifestations positives par le *tapping* sur le renflement occipital

Cette phase conclut les sessions d'EFT en donnant de nouvelles directives à votre subconscient. Répétez trois fois de suite les phrases de votre choix en effectuant le *tapping* du bout des doigts sur le renflement occipital (la petite bosse qui se trouve à la base du crâne).

Je suis très à l'aise en société. Je me présente partout avec assurance.
Je me fais entièrement confiance. Je sais ce qui fait ma

distinction.
Je suis passionné, enthousiaste, divertissant, intelligent, perspicace, etc...
Je me comporte de manière spontanée, avenante, généreuse, etc...
J'attire les autres par mon éclat intérieur.
Les gens apprécient mes compétences et ils me respectent.
Je fais toujours bonne impression à ceux qui m'intéressent.
Je m'entoure de personnes constructives qui aboutissent dans leurs entreprises.
Je vois clairement la route à suivre pour connaître le succès.
J'ai un bon jugement et mes observations sont appréciées de mes supérieurs.
Mes efforts sont richement récompensés.
Ma vie est remplie d'activités passionnantes.
J'ai plein d'enthousiasme pour mon travail.
Je magnétise le succès.
Je conclus mes affaires brillamment.
Je passe mes examens couronné d'honneurs.
Je suis fier de mes réalisations.
Mes accomplissements sont grandioses.
Je célèbre ma victoire dans le faste et l'opulence.
Je vis dans le luxe et la beauté.
Ma réputation est excellente. J'ai une superbe notoriété.
Je connais la consécration de mes talents, de mes mérites et de mes compétences.

## Amour et Relations

**Visée :** bonheur affectif et accueil aisé des bienfaits de la vie.
**Direction :** sud-ouest
**Élément :** Terre
**Trigramme :** K'un (☷) Terre, l'Accueillante

**Parties du corps :** le système reproductif et l'estomac
**Sentiments négatifs :** manque et privation

Le Ch'i s'exprime ici dans une forme très Yin, avec tous les attributs qui rendent cette puissance attrayante, tels que la paix, la sécurité et l'entente. L'énergie améliore ici notre vie affective et nous invite à nous épanouir en accueillant pleinement les bienfaits de la vie.

Notre bien-être dépend de nos aptitudes à recevoir, car les autres sont généralement prêts à nous donner ce que nous attendons d'eux. Mais nous gardons souvent nos distances en nous renfermant sur nous-même ou nous n'avons pas la manière de demander les choses. Pour peu que nous n'aimions pas revendiquer nos besoins par peur du rejet en les exprimant, nous voici en position de manque. Une carence qui se fait encore plus grave lorsque nous ne savons même plus ce que nous voulons parce que la vie a été trop décevante.

La bonne énergie de ce secteur, unie au travail d'harmonisation intérieure avec EFT, nous permet de panser nos blessures affectives et de nous ouvrir aux choses qui vont faire notre bonheur. Celles-ci viennent alors naturellement, peu importe la nature de nos besoins. Qu'il s'agisse de l'associé parfait pour nos affaires, de la personne idéale pour faire équipe dans la vie, d'une relation de couple stable et passionnante ou de ces mille et une choses qui rendent la vie facile et agréable, le déblayage de nos résistances intérieures nous autorise à les recevoir. Mais étrangement, ce n'est pas souvent sous la forme attendue. Ce qui vient est mieux, nettement plus satisfaisant, comme si nous n'avions pas assez demandé et qu'une révision à la hausse se soit produite « quelque part » pour nous contenter encore plus.

Votre chambre à coucher, même si elle ne se trouve pas au sud-ouest de votre habitation, doit être aménagée selon les principes de ce secteur. Si elle est au nord, par exemple, vous n'y mettrez pas d'eau (pourtant l'Élément de ce secteur), mais vous veillerez à y introduire du blanc et des couleurs claires pour représenter l'Élément Métal, temporisant le conflit naturel entre les Éléments Terre et Eau.

### Enrichissement du secteur « Amour et Relations »

**Forme :** carrée, cubique, rectangulaire, plate
**Couleurs :** rouge, blanc, rose
**Chiffre :** 2

**Élément :** cette zone appartient à l'Élément Terre (voir attributs complets dans la deuxième partie) et elle doit être enrichie d'une manière qui préserve ses qualités de calme et de douceur, tout en lui apportant assez d'éléments Yang pour maintenir sa vitalité. L'Élément Feu lui apporte de quoi se sustenter, en veillant toutefois à ne pas introduire trop de Bois puisqu'il épuise la Terre. L'eau ne peut y faire qu'une apparition très discrète (forme et couleur seulement, jamais dans son aspect naturel) en raison de sa nature très Yin et du conflit naturel qui s'établit entre l'eau et la terre (ne jamais mettre de fontaine de table ou d'aquarium dans les chambres (un vase de fleurs ou verre d'eau pour la nuit sont admis).

**Objets :** tout ce qui illustre la plénitude, la volupté, l'érotisme, la féminité, les sentiments partagés et la bonne entente entre deux êtres. À retirer absolument de ce secteur tout ce qui évoque la violence, le dénuement, l'isolement et la solitude ainsi que les ensembles chaotiques ou les choses groupées par trois. L'ordre, la symétrie et la complémentarité doivent régner ici pour nous assurer la quiétude et la félicité dans tous les aspects de notre existence.

### Harmonisation intérieure avec EFT

Choisissez les phrases de mise en scène et de rappel d'EFT qui reflètent le mieux vos détresses personnelles. Celles-ci résument des généralités pour vous permettre d'entamer le processus, mais vous devez ensuite faire vos rondes sur les souvenirs spécifiques qu'elles vous évoquent jusqu'à dissipation complète de leurs charges négatives.

Mise en scène : Même si personne ne m'aime (personne ne s'intéresse à moi, personne n'est là pour m'aider, me protéger, faire des choses avec moi, etc...), je fais toujours de mon mieux et je m'accepte complètement.
Rappel : Personne ne m'aime (n'est là pour moi, etc....).

Mise en scène : Même si j'ai été repoussé (abandonné, trompé, congédié, mis à l'écart, mal assisté, abusé sexuellement, exploité émotionnellement, etc...), je fais toujours de mon mieux et je m'accepte complètement.
Rappel : Cet abandon (cette mise à l'écart, ces abus affectifs, etc...).

Mise en scène : Même si je suis seul (isolé, confiné, délaissé par les autres, séparé de ceux que j'aime, etc...), je fais toujours de mon mieux et je m'accepte complètement.
Rappel : Cette solitude (ce confinement, cette séparation, etc...).

Mise en scène : Même si je ne sais pas ce que je veux dans la vie (je n'aime pas demander, je me sens coupable de recevoir, je perds ce que j'ai, je n'ai rien su garder, etc...), je fais toujours de mon mieux et je m'accepte complètement.
Rappel : Je ne sais pas ce que je veux (ces besoins non comblés, ces pertes, etc...).

Mise en scène : Même si je ne m'entends pas avec mon conjoint (mes relations finissent toujours mal, j'ai divorcé, etc...), je fais toujours de mon mieux et je m'accepte complètement.
Rappel : Ce conflit dans mes relations (ces souffrances, ce divorce, etc...).

Mise en scène : Même si je ne sais pas coopérer avec les autres (exprimer mes sentiments, m'attacher à quelqu'un, donner et partager, etc...), je fais toujours de mon mieux et je m'accepte complètement.
Rappel : Ce manque de coopération (d'attaches, etc...).

Mise en scène : Même si je ne crois pas à la sincérité des autres, les gens ne sont là que pour mon argent, etc...), je fais toujours de mon mieux et je m'accepte complètement.
Rappel : Cet intérêt des autres pour mon argent (ce manque de sincérité des autres, etc...).

Mise en scène : Même si je n'ai aucun sens pratique (je suis désordonné, négligeant, sans rigueur et discipline, etc...), je fais toujours de mon mieux et je m'accepte complètement.
Rappel : Ce manque de sens pratique (d'ordre, de rigueur, etc...).

Mise en scène : Même si je suis instable (lunatique, incertain, volage, jaloux, etc.), je fais toujours de mon mieux et je m'accepte complètement.
Rappel : Cette instabilité (jalousie, etc...).

Mise en scène : Même si je suis trop moche (trop beau, trop jeune, trop vieux, trop maigre, trop gros, trop pauvre, trop riche, trop inculte, trop éduqué, etc.), pour qu'on puisse m'aimer, je fais toujours de mon mieux et je m'accepte complètement.
Rappel : Cette jeunesse (vieillesse, obésité, maigreur, etc...).

### Manifestations positives par le *tapping* sur le renflement occipital

Cette phase conclut les sessions d'EFT en donnant de nouvelles directives à votre subconscient. Répétez trois fois de suite les phrases de votre choix en effectuant le *tapping* du bout des doigts sur le renflement occipital (la petite bosse qui se trouve à la base du crâne).

Je suis très bien entouré et je peux toujours compter sur mes proches.
Je reçois toute l'attention dont j'ai besoin.
Je peux faire confiance aux gens de mon entourage.
J'accepte pleinement l'amour, l'amitié et toutes les bonnes choses que la vie m'envoie.
Je sais ce que je veux et cela me vient très facilement.
Je me sens complètement en sécurité. Je suis gâté par le destin.
Je sème la joie et le bonheur autour de moi.
Je reçois plein d'amour des gens que j'aime.
L'amour est entré dans ma vie pour y rester.
Mon mariage me satisfait complètement.
Je suis accepté et aimé tel que je suis.
Je me sens protégé, compris et aimé.
Mes associations sont très productives.
Je sais faire équipe avec les autres et travailler à un but commun dans l'harmonie.
J'effectue le premier pas aisément quand un rapprochement est nécessaire.
J'exprime facilement mes sentiments et je sais me montrer vulnérable s'il le faut.
Je suis disponible et à l'écoute des autres que je comprends bien.
Je suis ordonné, méthodique et organisé avec un excellent sens pratique.
J'ai la rigueur nécessaire au maintien permanent de mes biens.
Je prends les mesures nécessaires à mon bonheur.
J'ai un foyer heureux où je m'épanouis dans la quiétude et le confort.

J'ai le droit de vivre une vie heureuse où tous mes besoins sont comblés.

## Créativité et Enfants

**Visée :** accomplissement des projets, fantaisie et divertissements
**Direction :** Ouest
**Élément :** Métal
**Trigramme :** Tui (☱) Lac, le Joyeux
**Parties du corps :** la bouche et le système respiratoire
**Sentiments négatifs :** tristesse et désespoir

Ce secteur est lié à nos créations et à ce que nous laissons derrière nous en quittant ce monde. De nos enfants à l'amas d'une fortune en passant par des entreprises plus menues, tel qu'un dessus de lit joliment crocheté, l'énergie nous aide ici à laisser nos empreintes. Elle participe activement à l'élaboration de nos projets jusqu'à maturation et elle préserve les choses que nous avons déjà réalisées, nous en livrant les gains financiers s'il le faut, tout en pourvoyant aux réjouissances qui nous sont nécessaires à la fin de nos labeurs.

Tout ce qui a trait aux enfants et à leur bien-être, aux animaux dont nous avons la charge, à la fécondité, de même qu'aux conditions qui permettent de faire aboutir nos créations (imagination, originalité, expérience passée, endurance, outils de travail, aide de techniciens spécialisés, etc.) ou de veiller sur elles (nounou, éducateur, conseiller administratif, etc.), joint à tout ce qui rend la vie libre et joyeuse s'exécute dans ce secteur. La gaieté, les loisirs et les innombrables petits plaisirs de la vie s'y trouvent dans une énergie frivole qui nous aide à ne pas toujours rester sérieux et à ne pas tout devoir faire par nous-même.

Le temps est ici à la récolte des semailles. Mais encore faut-il avoir semé et su veiller au grain. Sans l'envie de créer, sans les dispositions nécessaires pour faire aboutir nos idées et sans la mainmise sur nos concrétisations, point de cueillettes ni de bénéfices à long terme. La beauté de cette zone, unie au travail d'harmonisation intérieure avec EFT, nous aide à concrétiser nos rêves, et à laisser en ce monde des marques fructueuses qui tiendront pour longtemps.

C'est ici aussi le domaine du lâcher prise, de la résolution des peines et des détresses qui nous empêchent d'envisager l'avenir sous de joyeux hospices, et d'être heureux dans le moment présent.

### Enrichissement du secteur « Créativité et Enfants »

**Forme :** ronde, ovale, en dôme, sphérique
**Couleurs :** blanc, crème, métalliques, pastel
**Chiffre :** 7

**Élément :** cette zone appartient à l'Élément Métal (voir attributs complets dans la deuxième partie). Les instructions pour le secteur central « Soi » lui conviennent aussi parce qu'ils produisent l'élément Terre, son parent nourricier. Il faut néanmoins avoir la main légère sur l'élément Feu afin de ne pas réduire les propriétés du Métal qui doit largement dominer ici.

**Objets :** tous ceux dont on se sert pour exprimer sa créativité, de même que les choses liées à l'enfance et aux amusements. Les sujets saugrenus, aux couleurs bariolées, ceux qui sortent du commun et surtout du sérieux, trouvent leur place ici pour y maintenir une énergie propice à la gaieté. Tous les métaux et les cailloux, des plus précieux aux plus ordinaires, y sont également préconisés, de même que les créations d'enfants, leurs photos ou celles d'animaux. L'animal symbolique est le Tigre blanc.

### Harmonisation intérieure avec EFT

Choisissez les phrases de mise en scène et de rappel d'EFT qui reflètent le mieux vos détresses personnelles. Celles-ci résument des généralités pour vous permettre d'entamer le processus, mais vous devez ensuite faire vos rondes sur les souvenirs spécifiques qu'elles vous évoquent jusqu'à dissipation complète de leurs charges négatives.

Mise en scène : Même si ma vie manque de gaieté (j'ai ce grand chagrin, plus rien ne m'amuse, j'ai surtout envie de pleurer, etc...), je fais toujours de mon mieux et je m'accepte complètement.
Rappel : Ce manque de joie (ce profond chagrin, etc...).

Mise en scène : Même si je n'ai pas les moyens de m'offrir de loisirs (je ne pars jamais en vacances, je n'ai pas de temps libre, etc...), je fais toujours de mon mieux et je m'accepte complètement.
Rappel : Ce manque de loisirs (de temps libre, etc...).

Mise en scène : Même si je n'ai pas d'objectifs à long terme (l'avenir me fait peur, il est bouché, je n'ai pas le choix ma destinée est toute tracée, je ne sais pas me projeter dans l'avenir, je n'anticipe jamais par peur d'être déçu, etc...), je fais toujours de mon mieux et je m'accepte complètement.
Rappel : Ce manque d'objectifs (aucun plan d'avenir, etc...).

Mise en scène : Même si mes projets ont échoué (j'ai manqué de ressources pour les faire aboutir, je me suis fait voler mes idées, personne n'a compris mon point de vue, mes pronostics étaient mauvais, j'ai abandonné mes rêves en cours de route, etc...), je fais toujours de mon mieux et je m'accepte complètement.
Rappel : Cet échec (ce manque de ressources, etc...).

Mise en scène : Même si j'ai perdu mes illusions depuis longtemps (je ne désire plus rien, mes lendemains s'annoncent sans joie, mon avenir est vide, je n'envisage aucune amélioration de ma situation, mes attentes sont toujours

déçues, etc...), je fais toujours de mon mieux et m'accepte complètement.
Rappel : Ces attentes déçues (aucune amélioration en vue, etc...).

Mise en scène : Même si je manque de créativité (d'imagination, de fantaisie, d'optimisme, de gaieté, d'insouciance, je me prends trop au sérieux, etc...), je fais toujours de mon mieux et m'accepte complètement.
Rappel : Ce sérieux (cette rigueur, ce manque de gaieté, etc...).

Mise en scène : Même si je n'ai aucun sens artistique (on s'est moqué de mon talent, je n'ai pas les moyens de me consacrer à mon art, j'ai dû abandonner ma carrière, etc...), je fais toujours de mon mieux et je m'accepte complètement.
Rappel : Ces moqueries (cet abandon artistique, etc...).

Mise en scène : Même si je n'ai pas pu mener ma grossesse à terme (j'ai dû me faire avorter, je ne peux pas procréer, j'ai subi ce drame avec mon enfant, j'ai perdu la garde de mes enfants, je n'ai pas le droit d'adopter, etc...), je fais toujours de mon mieux et je m'accepte complètement.
Rappel : Cette grossesse inachevée (cet avortement non désiré, etc...).

Mise en scène : Même si j'ai perdu mon chien (je n'ai pas pu faire soigner mon chat, j'ai maltraité un animal, les animaux me font peur, je suis allergique aux chats, je n'ai pas les moyens d'avoir le chien de mes rêves, etc...), je fais toujours de mon mieux et je m'accepte complètement.
Rappel : La perte de mon chien (cette peur des animaux, cette allergie, etc...).

## Manifestations positives par le *tapping* sur le renflement occipital

Cette phase conclut les sessions d'EFT en donnant de nouvelles directives à votre subconscient. Répétez trois fois de suite les phrases de votre choix en effectuant le *tapping* du bout des doigts sur le renflement occipital (la petite bosse qui se trouve à la base du crâne).

Ma vie est pleine de joie et de loisirs.
J'ai hâte de voir ce que l'avenir me réserve. Je fais confiance au destin.
Les choses tournent toujours en ma faveur.
Mes lendemains s'annoncent sous les meilleurs auspices.
Je suis très optimiste. La vie m'émerveille.
J'ai des tas de projets magnifiques. J'accomplis facilement mes objectifs.
Je complète toujours mes entreprises à temps.
Mon expérience passée me sert de bon tremplin pour l'avenir.
Je vais jusqu'au bout des choses.
Je suis libre de faire ce que je veux.
Je prends des vacances et je m'accorde du bon temps.
Je m'amuse beaucoup dans la vie.
J'ai le don de faire rire les gens.
Je sais me prendre à la légère et m'amuser de moi-même.
Ma créativité artistique m'apporte la fortune et la gloire.
Ma fantaisie est un atout considérable dans mon travail.
Ma postérité est assurée !
J'attends un bébé. Ma grossesse se déroule à merveille.
J'ai d'excellents rapports avec mes enfants.
Ma fille (mon fils) sait que je l'aime.
Mes enfants m'apprécient et me respectent, etc.

Mes animaux sont très heureux; j'ai les moyens de prendre bien soin d'eux.

## Bienveillance et Voyages

**Visée:** le monde extérieur et la providence
**Direction:** Nord-ouest
**Élément:** Métal
**Trigramme:** Ch'yan (☰) Ciel, le Créateur
**Parties du corps:** la tête et le gros intestin
**Sentiments négatifs:** rejet et abandon

Ce secteur est lié au monde extérieur, aux gens qui ne font pas partie de notre cercle d'habitués, aux déplacements en tous genres et aux forces surnaturelles. L'énergie de cette zone entend nos appels à l'aide et nous protège des aléas de la vie. C'est la providence, avec les coups de pouce du destin dont nous avons besoin pour guider nos entreprises profitablement.

Les coïncidences heureuses, les bonnes aubaines et les conjonctures favorables n'arrivent pas par hasard. Elle proviennent d'un ensemble de choses qui se mettent en place pour nous faire avancer dans la direction voulue, à condition que rien ne s'y oppose en nous. Car c'est par notre volonté intérieure que les portes restent fermées, pour suivre une ligne de conduite que l'on s'est fixée un jour de mauvais vent. Nous sommes menés par les forces de notre subconscient. Ce sont elles qui attirent les opportunités heureuses (voire les rejettent) en fonction de désirs enfouis en nous, dont nous ne connaissons pour ainsi dire jamais la teneur. Lorsque les occasions d'avancer sont rares ou qu'elles se transforment aussitôt en pétard mouillé, qu'aucune main ne se tend jamais vers nous les raisons peuvent se modifier avec EFT. Et s'il y a un domaine où le procédé est vraiment efficace, c'est bien celui-ci.

Ce secteur se rattache également à l'immobilier (achat, vente, déménagement), aux moyens de transport, à la clientèle et aux employés, aux prospections et intérêts que l'on a en-dehors de chez soi. Son énergie est très profitable aux dirigeants et à leurs entreprises (maisonnées ou affaires professionnelles). Elle affermit leur ascendant en facilitant des attributs liés d'office aux meneurs de troupes : sens des responsabilités et de l'organisation, bonnes capacités matérielles, habileté à déléguer, droiture, puissance d'action, etc.

### Enrichissement du secteur « Bienveillance et Voyages »

**Forme** : ronde, sphérique, en dôme, ovale
**Couleurs** : blanc, noir, gris, argenté, doré
**Chiffre** : 6

**Élément** : cette zone appartient à l'Élément Métal (voir attributs complets dans la deuxième partie), tout comme « Créativité et Enfants » qui la précède, et s'alimente de la même façon en y introduisant l'élément Terre afin de lui offrir un bon soutien, en veillant néanmoins à n'y mettre qu'une dose minime de Feu afin de ne pas détruire la puissance du Métal qui doit dominer ici aussi.

**Objets** : tout ce qui est en métal ou en pierre (cailloux des plus précieux aux plus ordinaires). C'est un secteur lié au monde extérieur, aux déplacements, à la sauvegarde de nos acquis et à la providence en général, les choses doivent nous parler ici de voyages, de contrées lointaines, et énoncer nos souhaits. Les illustrations d'endroits magnifiques, les objets rapportés de voyages, les effigies religieuses, les textes sacrés, les représentations imagées des choses souhaitées y sont préconisées, de même qu'une boîte en métal contenant nos requêtes détaillées par écrit.

## Harmonisation intérieure avec EFT

Choisissez les phrases de mise en scène et de rappel d'EFT qui reflètent le mieux vos détresses personnelles. Celles-ci résument des généralités pour vous permettre d'entamer le processus, mais vous devez ensuite faire vos rondes sur les souvenirs spécifiques qu'elles vous évoquent jusqu'à dissipation complète de leurs charges négatives.

Mise en scène : Même si je n'ai pas de chance dans la vie (je suis né sous une mauvaise étoile, la providence ne m'a jamais aidé, le sort s'acharne contre moi, je ne suis jamais là où il faut, les bonnes aubaines sont pour les autres, etc...) je fais toujours de mon mieux et je m'accepte complètement.
Rappel : Ce manque de chance (ce sort qui s'acharne contre moi, etc...).

Mise en scène : Même si je n'ai pas su saisir ma chance (j'ai négligé des offres intéressantes, etc...), je fais toujours de mon mieux et je m'accepte complètement.
Rappel : Cette chance perdue (ces possibilités gâchées, etc...).

Mise en scène : Même si personne n'est là pour m'épauler (je suis seul au monde, je ne reçois jamais l'aide dont j'ai besoin, les autres m'ignorent, je ne reçois pas le soutien nécessaire pour réussir, les circonstances me sont toujours défavorables, etc...), je fais toujours de mon mieux et je m'accepte complètement.
Rappel : Ces circonstances défavorables (ce manque de soutien des autres, etc...).

Mise en scène : Même si je ne sais pas demander ce qui m'est nécessaire (je ne fais pas valoir mes droits, j'ai honte d'être dans le besoin, l'assistanat m'humilie, je déteste me sentir vulnérable, etc...), je fais toujours de mon mieux et je m'accepte complètement.
Rappel : Cette honte (cette faiblesse, vulnérabilité, etc...).

Mise en scène : Même si je reste cloîtré à la maison (j'ai peur de sortir de chez moi, le monde extérieur est trop risqué, je me sens toujours menacé, les inconnus m'effraient, etc...), je fais toujours de mon mieux et je m'accepte complètement.
Rappel : Cette peur de sortir (ces dangers en-dehors de chez moi, ces inconnus, etc...).

Mise en scène : Même si je me suis fait attaquer (cambrioler, escroquer, voler, etc...), je fais toujours de mon mieux et je m'accepte complètement.
Rappel : Cet assaut (cette attaque, etc...).

Mise en scène : Même si je ne peux pas me déplacer (mes revenus ne me permettent pas de voyager, je n'ai pas de moyen de locomotion, je n'ai personne avec qui sortir, etc...), je fais toujours de mon mieux et je m'accepte complètement.
Rappel : Jamais de voyages (de sorties, pas de moyens de locomotion, etc...).

Mise en scène : Même si je vis renfermé sur moi-même (les autres ne m'intéressent pas, je n'ai rien à en attendre, etc...), je fais toujours de mon mieux et je m'accepte complètement.
Rappel : Ce repli sur moi-même (ces déceptions par les autres, etc...).

Mise en scène : Même si je ne crois pas à la providence (j'ai perdu la foi, personne n'a jamais entendu mes prières, le ciel est à blâmer pour mes misères, Dieu m'a repris ce que j'avais de plus cher, je suis puni pour mes péchés, etc...), je fais toujours de mon mieux et je m'accepte complètement.
Rappel : Ces prières inutiles (je suis condamné d'avance, etc...).

## Manifestations positives par le *tapping* sur le renflement occipital

Cette phase conclut les sessions d'EFT en donnant de nouvelles directives à votre subconscient. Répétez trois fois de suite les phrases de votre choix en effectuant le *tapping* du bout des doigts sur le renflement occipital (la petite bosse qui se trouve à la base du crâne).

Mes possibilités de réussite dans le monde sont illimitées et j'en fais bon usage.
Je reçois toute l'aide et le soutien dont j'ai besoin.
Je suis agréablement surpris par la bonté des gens.
Je suis émerveillé des coïncidences heureuses qui jalonnent mon existence.
Les bonnes surprises abondent dans ma vie.
J'ai le don d'attirer les bonnes opportunités et d'en profiter.
Je saisis mes chances prestement.
J'offre toujours mon aide à bon escient.
Je sais rassembler et diriger efficacement les gens autour de mes objectifs.
Mes employés me donnent entière satisfaction.
Ma clientèle s'élargit de jour en jour. Mes services sont très en demande.
Je suis un bon dirigeant (chef de famille, père, patron, guide, professeur...)
J'ai le sens des responsabilités et de l'organisation à grande échelle.
J'ai tout l'argent nécessaire pour aller où je veux quand j'en ai envie.
La maison idéale vient à moi avec les moyens nécessaires pour l'acquérir facilement.
Je vends ma maison rapidement au prix demandé.
Je possède la voiture de mes rêves.

La providence fait très bien les choses dans ma vie.
Mes prières sont toujours exaucées.
Je suis protégé par des forces supérieures.
Je me sens complètement en sécurité à l'extérieur de chez moi.

## Occupations (Chemin de vie)

**Visée:** aptitudes et orientation dans la vie
**Direction:** Nord
**Élément:** Eau
**Trigramme:** K'an (☵) Eau, l'Insondable
**Parties du corps:** les oreilles, la vessie et les reins
**Sentiments négatifs:** les peurs, les terreurs et les hantises

Le secteur « Occupations » nous aide à définir notre rôle dans la vie et à bien le jouer. Son énergie est propice à la découverte de nos véritables dispositions et elle nous encourage à suivre notre voie, la seule qui puisse nous donner entière satisfaction. Et c'est ici que nous pouvons modifier l'orientation de notre existence pour la rendre nettement plus intéressante.

Ce ne sont pas tant les contraintes du quotidien qui sont éreintantes que nos manières d'y faire face. La vie devient une véritable corvée dès qu'il faut se pousser à faire toujours des tâches déplaisantes, ce qui se produit lorsque nous n'exprimons pas notre véritable vocation. Les obligations familiales ou le manque d'éducation professionnelle sont des arguments de poids, mais la véritable raison se trouve en nous. Les circonstances ne font que refléter nos diktats intérieurs, seuls responsables de nos erreurs de parcours. Une mine d'or existe en chacun de nous, faites de talents innés qui sont là pour nous aider à vivre une existence agréable où les obligations quotidiennes s'effectuent avec plaisir.

L'enrichissement de cette zone, uni au travail d'harmonisation intérieure avec EFT, nous aide à exploiter à fond ces dons personnels dans des activités aussi profitables au bien commun qu'elles le sont à nous-même. C'est en faisant hommage à ses talents que l'on donne un sens à sa vie. Et c'est en délogeant nos craintes et tourments intérieurs que l'on y parvient. Nous avons les moyens de contourner la plupart de nos obstacles. Lorsque nous voulons vraiment quelque chose, c'est que nous avons les capacités nécessaires pour l'obtenir.

Les choses liées à la communication (diffusion de produits, publicité, transmission d'idées, etc.) et à l'expression de nos émotions se traitent également dans ce secteur.

**Enrichissement du secteur « Occupations »**
**Forme :** ondulante, sans forme précise
**Couleurs :** noir, les tons très sombres
**Chiffre :** 1

**Élément :** cette zone appartient à l'Élément Eau (voir attributs complets dans la deuxième partie) et abrite l'énergie la plus Yin des neuf secteurs du Bagua. L'Élément Métal lui est très favorable ; on veillera ici à limiter l'apport de Terre en raison de son conflit naturel avec l'Eau. Bien que la couleur noire et les tons très sombres lui soient associés, il faut avoir la main légère sur eux afin que le Yin ne prenne pas une dominance nuisible. Le blanc et les tons pastel sont préférables.

**Objets :** tout ce qui est associé au domaine aquatique (tableaux de marines, maquettes de bateaux, coquillages, etc.) et à l'Eau (fontaines, aquarium, cascades, etc.) y sont profitables. On prendra soin de ne pas diriger le jet d'eau en direction de la sortie de l'habitation (ceci est valable aussi pour les images qui reflètent une cascade ou rivière). Entrent également dans la catégorie des enrichissements possibles toutes les choses liées à une spécialité, à sa profession ou à la vocation désirée ou qui représentent symboliquement une avancée agréable dans la vie, telle que l'image d'un chemin s'engageant dans un très beau paysage. Les objets en verre, en cristal, les miroirs, les choses très brillantes ou de forme ondulante y sont également préconisés. La Tortue est l'animal symbolique de ce secteur.

### Harmonisation intérieure avec EFT

Choisissez les phrases de mise en scène et de rappel d'EFT qui reflètent le mieux vos détresses personnelles. Celles-ci résument des généralités pour vous permettre d'entamer le processus, mais vous devez ensuite faire vos rondes sur les souvenirs spécifiques qu'elles vous évoquent jusqu'à dissipation complète de leurs charges négatives.

> Mise en scène : Même si je déteste mon travail (mon emploi m'épuise, mes fonctions sont dégradantes, mon patron est épouvantable, mes collègues sont pénibles, je stagne dans ma profession, etc...), je fais toujours de mon mieux et je m'accepte complètement.
> Rappel : Ce travail épuisant, (ces fonctions dégradantes, ce patron épouvantable, etc...)
>
> Mise en scène : Même si je n'ai pas de vocation (je ne sais pas ce que je veux faire dans la vie, aucun métier ne m'attire, je n'ai pas envie de travailler, les contraintes d'un emploi stable sont trop difficiles pour moi, je préfère être au chômage, je ne sais pas me promouvoir, etc...), je fais toujours de mon mieux et je m'accepte complètement.
> Rappel : Ce manque de vocation (d'envie de travailler, ces contraintes professionnelles, etc...).
>
> Mise en scène : Même si je n'ai pas de travail (j'ai perdu mon emploi, je me suis fait renvoyer, je ne trouve rien dans ma profession, j'ai honte d'être sans travail, personne ne veux

m'embaucher, etc...), je fais toujours de mon mieux et je m'accepte complètement.
Rappel : Cette perte d'emploi (ce renvoi, personne ne veut m'embaucher, etc...).

Mise en scène : Même si je ne suis pas sur la bonne voie (je n'ai pas pu suivre mes aspirations, j'ai dû prendre la succession de mes parents, ma profession m'a été imposée, j'ai été mal orienté, ma situation familiale me bride, je n'ai pas la liberté d'exprimer mes talents, le métier de mes rêves n'est pas lucratif, etc...), je fais toujours de mon mieux et je m'accepte complètement.
Rappel : Cette vocation brisée (ce manque de liberté, etc...).

Mise en scène : Même si je n'arrive pas à monter les échelons au travail (je n'ai pas les compétences voulues, je n'aime pas les responsabilités, j'ai atteint un plateau, etc...), je fais toujours de mon mieux et je m'accepte complètement.
Rappel : Ce manque de compétences (j'ai atteint un plateau, etc...).

Mise en scène : Même si je suis submergé par mes émotions (je pleure tout le temps, je suis trop sensible, j'ai peur de la vie, je me sens perdu, mon existence n'a aucun sens, je n'ai pas le courage de prendre une voie différente, etc...), je fais toujours de mon mieux et je m'accepte complètement.
Rappel : Cette peur (ce manque de courage pour changer les choses, etc...).

Mise en scène : Même si je n'exprime pas mes émotions (je déteste les débordements, je ne sais pas identifier mes émotions, je ne ressens plus rien, mes émotions me font peur, je n'ose pas exprimer ma façon de penser, je perds facilement mes moyens, etc...), je fais toujours de mon mieux et je m'accepte complètement.

Rappel: Ces émotions qui me font peur (cette crainte de m'exprimer vraiment, etc...)

## Manifestations positives par le *tapping* sur le renflement occipital

Cette phase conclut les sessions d'EFT en donnant de nouvelles directives à votre subconscient. Répétez trois fois de suite les phrases de votre choix en effectuant le *tapping* du bout des doigts sur le renflement occipital (la petite bosse qui se trouve à la base du crâne).

Mes talents se révèlent brillamment. Je trouve la voie qui me convient le mieux.
Je m'achemine librement dans la direction de mon choix.
Ma vie a pris un tournant exaltant.
Je vais de l'avant avec tout l'appui dont j'ai besoin.
Mes activités journalières sont très plaisantes.
J'ai le temps et les moyens de me consacrer à mes occupations favorites.
J'ai les fonds nécessaires pour créer ma propre entreprise.
Ma carrière a pris un essor extraordinaire.
Je profite d'une lancée exceptionnelle.
Ma promotion se fait d'elle-même.
Je reçois l'appui financier d'un mécène extrêmement généreux.
Je fais un métier lucratif qui me passionne.
Ma collaboration au travail est très appréciée.
Je suis affecté au poste que je convoite.
Mon nouvel emploi me donne entière satisfaction.
Les gens m'écoutent et ils apprécient ma façon de penser.
J'ai le courage de changer le cours de mon existence (mon entourage, mon travail, etc.)
Les conditions sont parfaites pour prendre des risques.

J'ai la volonté de réussir dans mes entreprises.
J'exprime honnêtement mes émotions, y compris à moi-même.
Toutes mes émotions sont inoffensives quand je surveille mes actes.
J'ai le droit d'accomplir mes aspirations personnelles.

## Sagesse et Connaissances

**Visée :** éducation et force intérieure
**Direction :** Nord-est
**Élément :** Terre
**Trigramme :** K'en (☶) la Montagne, l'Immobile
**Parties du corps :** les mains et la rate/pancréas
**Sentiments négatifs :** soucis obsessionnels, indécisions

Solidité des connaissances et maîtrise de soi sont les attributs fondamentaux de ce secteur, symboliquement représenté par l'image d'une montagne dont l'assise et la densité intérieure font la stature. Plus elle est stable et robuste, plus elle s'élève majestueusement. Il en est de même pour nous. Plus vastes sont nos connaissances et solide la compréhension que nous avons de nous-même et du monde environnant, plus il nous est facile de monter haut et de nous y maintenir souverainement.

L'énergie qui circule dans cette zone encourage l'équilibre intérieur et stimule les fonctions de l'esprit. Elle est propice au développement de nos facultés intellectuelles et à l'expression de notre véritable personnalité (sans besoin de plaire aux autres à tout prix) de même qu'à la quiétude que procurent des choix de vie bien réfléchis. Pour prendre de bonnes initiatives, il nous faut des informations pertinentes, une vue étendue sur les choses, bien se connaître et réclamer ses droits bravement. Sinon, c'est la porte ouverte aux problèmes de toutes sortes. L'inexpérience, la confusion intérieure, les démarches hâtives, les décisions irréfléchies sont forcément préjudiciables et proviennent de croyances et de décrets engrangés dans notre subconscient. Pour remettre les pendules à l'heure et changer les données qui sollicitent notre comportement, rien de tel qu'EFT uni au bon aménagement de ce secteur. La facilité avec laquelle il est possible ensuite de se cultiver l'esprit, d'apprendre à se connaître, et s'affirmer vaillamment est remarquable.

Tout ce qui a trait aux matières liées à l'enrichissement intérieur (études, méditation, introspection, etc.) et à la quiétude en général se développe dans cette zone, où l'énergie est particulièrement propice au calme et à la stabilité.

**Enrichissement du secteur « Sagesse et Connaissances »**

**Couleurs :** bleu, vert, noir
**Forme :** carrée, rectangulaire, cubique, plate
**Chiffre :** 8

**Élément :** cette zone appartient à l'Élément Terre (voir attributs complets dans la deuxième partie), tout comme le secteur « Amour et Relations » et la zone centrale « Soi », formant ainsi une diagonale liée à l'Élément Terre à l'intérieur du Bagua. De nature Yin, cet endroit se réchauffe en y introduisant quelques éléments Yang, surtout de la lumière. La couleur jaune, celle de l'intellect, lui convient aussi. Le calme, l'ordre et la symétrie y sont essentiels pour que l'énergie nous soit bénéfique.

**Objets :** tout ce qui illustre l'érudition, la paix et la permanence des choses dont l'image symbolique est une montagne où il n'apparaît pas d'eau (lac, cascade, etc.). Alors qu'il est déconseillé de placer des contenants décoratifs vides ailleurs dans les secteurs, l'apport d'une urne ou d'un joli bol sans rien dedans, représente ici la volonté continue de s'enrichir l'esprit et de maintenir une existence passionnante bien que stable et tranquille.

## Harmonisation intérieure avec EFT

Choisissez les phrases de mise en scène et de rappel d'EFT qui reflètent le mieux vos détresses personnelles. Celles-ci résument des généralités pour vous permettre d'entamer le processus, mais vous devez ensuite faire vos rondes sur les souvenirs spécifiques qu'elles vous évoquent jusqu'à dissipation complète de leurs charges négatives.

Mise en scène : Même si je manque d'érudition (je n'ai pas fait d'études supérieures, j'étais mauvais élève, je n'ai pas eu de bons professeurs, je n'ai pas le temps de lire, je n'ai pas les moyens de me cultiver l'esprit, mes connaissances ne servent à rien, etc...), je fais toujours de mon mieux et je m'accepte complètement.
Rappel : Ce manque d'érudition (d'éducation scolaire, de temps pour étudier, de moyens pour me cultiver l'esprit, etc...)

Mise en scène : Même si je ne retiens pas ce que j'apprends (je n'ai pas de mémoire, je n'arrive pas à me concentrer, il y a trop de distractions autour de moi, etc...), je fais toujours de mon mieux et m'accepte complètement.
Rappel : Ces pertes de mémoire (ces distractions, etc...).

Mise en scène : Même si j'ai peur de rater mes examens (peur de perdre mes moyens devant l'examinateur, de tomber sur un sujet que je ne connais pas, de ne pas avoir assez de temps pour étudier, etc...), je fais toujours de mon mieux et je m'accepte complètement.
Rappel : Cette peur de perdre mes moyens devant l'examinateur (ce manque de temps pour étudier, etc...).

Mise en scène : Même si je ne me connais pas (l'introspection m'assomme, j'ai l'obligation de m'oublier, à quoi bon se connaître, je ne changerai jamais, la réflexion ne

m'apporte qu'un souci supplémentaire, je suis trop préoccupé par les autres, j'ai peur du mauvais en moi, etc...), je fais toujours de mon mieux et je m'accepte complètement.
Rappel : Cette peur du mauvais en moi (cette obligation de m'oublier, etc...).

Mise en scène : Même si je me sens vide (j'ai peur du calme et de la solitude, je m'ennuie seul, rien ne m'intéresse, je n'arrive pas à trouver une solution à mes problèmes, je me disperse pour m'oublier, etc...), je fais toujours de mon mieux et je m'accepte complètement.
Rappel : Ce vide intérieur (cet éparpillement pour m'oublier, etc...).

Mise en scène : Même si je ne sais pas transmettre mes connaissances (je suis mauvais pédagogue, les gens s'ennuient avec moi, je ne trouve rien d'intéressant à dire aux autres, etc...), je fais toujours de mon mieux et je m'accepte complètement.
Rappel : Ce manque d'attrait personnel (rien d'intéressant à dire au autres, mauvais pédagogue, etc...).

Mise en scène : Même si je suis inexpérimenté (brouillon, impulsif, ignorant, insignifiant, indolent, ennuyeux, tourmenté, facilement irrité, indécis, etc...), je fais toujours de mon mieux et m'accepte complètement.
Rappel : Cette impulsivité (cette indécision, etc...).

Mise en scène : Même si je n'ai pas trouvé la paix intérieure (je paie chèrement mes erreurs passées, les choses finissent toujours mal pour moi, j'ai trop d'ennuis dans la vie, je me fais du souci pour mes proches, je ne me sens pas en sécurité, etc...), je fais toujours de mon mieux et je m'accepte complètement.

Rappel : Cette insécurité (ces erreurs passées, ces idées fixes, etc...).

### Manifestations positives par le *tapping* sur le renflement occipital

Cette phase conclut les sessions d'EFT en donnant de nouvelles directives à votre subconscient. Répétez trois fois de suite les phrases de votre choix en effectuant le *tapping* du bout des doigts sur le renflement occipital (la petite bosse qui se trouve à la base du crâne).

Je me fie à mon instinct. Mes impressions sont toujours justes.
Je trouve une excellente solution à mon problème.
Mes décisions m'apportent la paix et la sécurité.
Je progresse dans la complète compréhension de moi-même.
Je suis satisfait de mes caractéristiques particulières.
J'exprime aisément ma véritable personnalité.
Je suis à l'aise partout où je me trouve.
Je suis entouré de gens intelligents et cultivés.
Je me perfectionne et je progresse à grands pas.
J'ai tout le calme et le silence qu'il me faut pour étudier.
Je retiens facilement les choses que j'apprends.
Ma concentration est excellente.
Je passe mes examens avec brio.
Mon expérience me vaut le respect de mes pairs.
Mes connaissances sont source de très grands profits matériels.
Ma façon d'enseigner est captivante. Mes exposés sont très recherchés.
Je garde mon calme dans n'importe quelle situation.
L'ennui a complètement disparu de ma vie.

J'ai plein d'activités qui me passionnent intellectuellement.
Je trouve toujours des choses intéressantes à dire, sinon je pose des questions.
Je n'ai pas besoin d'être parfait pour être apprécié des gens intelligents.
Je m'accepte complètement, avec tous mes défauts, mes faiblesses et mes manquements.

## Centre / soi

**Visée:** harmonie et équilibre dans tous les domaines de la vie

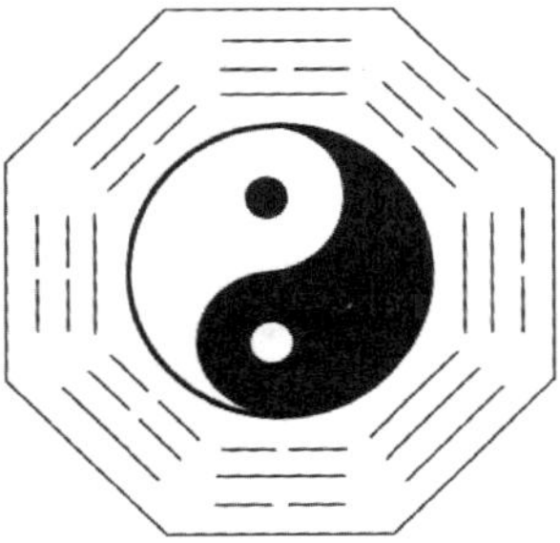

Ce secteur central ne désigne aucune direction cardinale. Il fusionne avec tous les autres dont il rassemble les énergies pour les purifier et les élever. Le Bagua traditionnel (de forme octogonale) est orné du symbole du Yin et du Yang en son centre, représentant l'équilibre parfait des diverses énergies qui circulent autour de ce pivot fondamental. Nommé Tai Ch'i, aucun trigramme du Yi King ne lui est attribué.

La stabilité énergétique de ce secteur contribue à la vitalité des huit autres. Son énergie exhibe les caractéristiques uniques à chacun, et de ce fait, elle nous représente dans toutes les fonctions de notre existence. Une bonne santé, un sens à notre vie, des liens chaleureux, assez d'argent pour profiter des attraits de ce monde, et nous voici comblés. Une satisfaction qui tient compte de l'équilibre du Yin et du Yang aussi, tels que les risques pris avec prudence, la passion vécue avec pondération ou le travail suivi de sa dose de repos et de divertissement.

La puissante énergie de ce secteur, cimentée au travail d'harmonisation intérieure avec EFT, nous donne l'audace d'effectuer de profonds changements en toute sécurité. Les deux réunis nous procurent l'aplomb nécessaire pour sortir de notre coquille, et pour nous aventurer en territoires inconnus d'un pas franc et mesuré. La vie peut tourbillonner tout autour de nous sans que nous risquions de nous perdre dans l'agitation ambiante.

Le but ultime du Feng Shui est la fécondation du Ch'i dans nos habitations, celles-ci se faisant alors un profond support énergétique qui nous suit partout, même à l'autre bout du monde. Peu importe l'endroit où nous sommes, nous gardons des liens serrés avec l'énergie des lieux où nous entreposons nos affaires personnelles. D'où la tradition de jeter quelques pièces de monnaie dans les fontaines et dans les bassins. Un geste qui lie symboliquement notre énergie à celle de nos lieux favoris, avec la possibilité d'y retourner facilement. De ce fait, il faut veiller à ne rien laisser derrière soi lorsque l'on quitte une situation déplaisante.

### Enrichissement du secteur « Centre/Soi »

**Couleurs :** jaune, orange et n'importe quel ton de terre
**Chiffre :** 5
**Forme :** carrée, rectangulaire, cubique, plate
**Élément :** Terre

L'espace central d'une habitation se charge de son équilibre énergétique. Tandis que le Ch'i pénètre dans un bâtiment par la porte d'entrée, s'en échappant à travers les fenêtres et les portes secondaires, il effectue son circuit en virant tout autour de cette zone centrale qui lui sert de support. Il s'agit d'un lieu de rassemblement des énergies qu'il faut traiter avec le plus grand soin. S'il s'y trouve un cagibi, une cuisine (fermée), des toilettes ou une salle de bains, un long couloir ou des escaliers, il est nécessaire d'y veiller encore plus attentivement. C'est la stabilité de l'énergie qui est recherchée ici, tout en lui laissant suffisamment d'espace pour qu'elle puisse virer sur elle-même. À ce propos, une cour intérieure très bien entretenue est excellente, même avec une fontaine s'il y a de l'espace tout autour (alors que l'eau est déconseillée ailleurs dans cette zone).

Il faut y effectuer aussi un bon mélange des cinq Éléments en appuyant sur l'Élément Terre qui est sa substance primordiale et sur l'Élément Feu qui est son parent nourricier. Un excellent éclairage y est indispensable, au même titre que l'ordre et la symétrie.

**Objets :** toute chose or forme d'art évoquant la stabilité et la plénitude, de même que les objets en terre (poterie, porcelaine, etc.), ou agrémentés de motifs à carreaux ou en damier.

### Harmonisation intérieure avec EFT

L'énergie de ce secteur étant liée à tous les domaines de la vie, les mises en scène d'EFT se tournent vers l'équilibre général, évoquant des sentiments qu'il est indispensable de rattacher à des situations précises pour obtenir de bons résultats. Pour une clarification plus générale, reportez-vous aux variantes d'EFT à l'annexe IV où vous trouverez une procédure quotidienne ne nécessitant pas ce retour sur des souvenirs spécifiques comme il faut le faire avec EFT.

> Mise en scène : Même si ces souvenirs me hantent (je suis obsédé par ce qui est arrivé, j'ai des regrets lancinants, je vis sans cesse dans le passé, je n'arrive pas à oublier le mal que l'on m'a fait, ma vie est un cauchemar, etc...), je fais toujours de mon mieux et je m'accepte complètement.
> Rappel : Ces souvenirs lancinants (ces regrets, cette vie de cauchemar, etc...).
>
> Mise en scène : Même si je me fais continuellement du souci (l'avenir m'angoisse, il y a toujours un drame dans ma vie, je suis incapable de surmonter les problèmes, j'ai pris de très

mauvaises décisions, etc...), je fais toujours de mon mieux et je m'accepte complètement.
Rappel : Ces soucis perpétuels (cette angoisse de l'avenir, ces mauvaises décisions, etc...).

Mise en scène : Même si je ne m'accepte pas (je me déteste, je n'ai que des défauts, j'ai fait de graves erreurs, personne ne m'a jamais aimé, je ressens un grand vide intérieur, etc...), je fais toujours de mon mieux et je m'accepte complètement.
Rappel : Ce grand vide (ces défauts, ces graves erreurs, etc...).

Mise en scène : Même si la chance n'est jamais de mon côté (il y a sans cesse des contretemps, les bonnes opportunités me passent toujours sous le nez, j'ai de sérieux désavantages, les choses tournent le plus souvent mal, mes moments de bonheur sont suivis de malheur, etc...), je fais toujours de mon mieux et je m'accepte complètement.
Rappel : Ce manque de chance (ce malheur qui me suit partout, ces opportunités perdues, etc...).

Mise en scène : Même si je n'ai pas la possibilité de changer (ou je n'ai pas le droit d'être moi-même, personne ne m'aide, je n'ai pas de but dans la vie, je suis lié par mes engagements, etc...), je fais toujours de mon mieux et je m'accepte complètement.
Rappel : Ce manque d'aide (cette stagnation, cette servitude, etc...).

Mise en scène : Même si j'ai été négligé (ignoré, abandonné, méprisé, maltraité, dupé, opprimé, etc...), je fais toujours de mon mieux et je m'accepte complètement.
Rappel : Ces abus, etc...

Mise en scène : Même si j'ai capitulé (je suis déçu, déprimé, accablé, brisé, etc...), je fais toujours de mon lieux et m'accepte complètement.
Rappel : Ce renoncement, etc...

Mise en scène : Même si j'ai plein de défauts (je suis rancunier, frustré, jaloux, émotif, anxieux, impatient, dépendant, etc...), je fais toujours de mon mieux et je m'accepte complètement.
Rappel : Cette jalousie (rancune, anxiété, dépendance, etc...).

**Manifestations positives par le** *tapping* sur le renflement occipital

Cette phase conclut les sessions d'EFT en donnant de nouvelles directives à votre subconscient. Répétez trois fois de suite les phrases de votre choix en effectuant le *tapping* du bout des doigts sur le renflement occipital (la petite bosse qui se trouve à la base du crâne).

Tout va pour le mieux dans le meilleur des mondes.
J'ai retrouvé mon équilibre et la paix intérieure.
Je peux enfin m'épanouir dans tous les domaines de ma vie.
Je connais un renouveau merveilleux.
Mes vœux sont exaucés, je mène à présent une existence idéale.
J'ai tout pour être heureux. Je me sens très en sécurité dans la vie.
Mon avenir repose sur d'excellentes fondations.
Ma vie tourne autour d'une base solide.
J'ai le soutien inconditionnel de mon entourage.
Je suis en mesure d'exprimer mes talents très profitablement.
Je sème le bonheur autour de moi.
Les transformations dans ma vie s'accomplissent toujours agréablement.

Je garde mon calme et ma sérénité dans n'importe quelle situation.
Mes défauts font ma force. Je me sens bien avec moi-même.
J'ai énormément de chance et j'en fais très bon usage.
La vie me protège toujours.
J'oublie mes vieilles rancunes, elles sont devenues futiles.
Je suis libre, le passé a lâché son emprise sur moi.
Mes expériences passées me sont toutes profitables.
Je vis une vie heureuse dans l'instant présent.
J'ai l'habitude du bonheur et je me sens parfaitement à l'aise dedans.

# ANNEXES

# ANNEXE – I

Transcription d'une session téléphonique d'EFT menée par Gary Craig

**Gary:** Ainsi, vous avez appris à utiliser EFT, mais vous trouvez que la technique « ne fonctionne pas pour vous ».

**Dottie:** Pas encore.

**Gary:** Et nous parlions d'une anxiété, d'une peur d'être passagère en voiture...

**Dottie:** Seulement dans la voiture de mon mari qui n'est pourtant pas un mauvais conducteur.

**Gary:** « qui n'est pourtant pas un mauvais conducteur » est une remarque logique. Votre réaction émotionnelle est différente.

**Dottie:** Oui.

**Gary:** Vous avez donc fait vos rondes sur des mises en scène telles que « Même si j'ai cette anxiété » ou « Même si j'ai peur d'avoir un accident » ou d'autres phrases du même genre en faisant des progrès, mais selon vous, « c'est revenu » ou serait-ce plutôt « elles n'ont pas tenu » ?

**Dottie:** Elles n'ont pas tenu.

**Gary :** Lorsque les choses semblent revenir ou les progrès semblent ne pas durer, ce n'est pas parce qu'EFT ne fonctionne pas, mais parce que la technique est pratiquée de manière trop globale, sans aller au cœur du problème. Bien qu'une phrase de mise en scène telle que « Même si j'ai peur d'un accident » paraisse viser un problème précis, il faut être plus spécifique. Par exemple, en faisant remonter le souvenir d'un accident qui vous est arrivé, d'une situation où vous avez eu très peur, d'un événement traumatisant ou toute autre condition ayant produit une forte réponse émotionnelle, se restaurant chaque fois que vous imaginez qu'un accident puisse arriver.

**Dottie :** J'y ai bien pensé, mais je n'ai jamais eu d'accident sérieux.

**Gary :** D'accord, mais il n'est pas nécessaire d'avoir eu un accident pour ... Vous voyez, ça rebondit sur quelque chose. Vous n'auriez pas ce problème s'il n'y avait rien dans votre passé qui puisse servir de rebond.

**Dottie :** Je comprends.

**Gary :** C'est toute la logique. La solution, c'est d'essayer de découvrir ce qui se cache derrière votre peur. Je ne sais pas si je vais y arriver, mais j'aimerais que vous commenciez par dire : « J'ai vraiment peur d'avoir un accident ».

**Dottie :** J'ai vraiment peur d'avoir un accident.

**Gary :** Maintenant, répondez sans réfléchir – Cela vous rappelle-t-il quelque chose ?

**Dottie :** Ma vulnérabilité.

**Gary :** Et d'être vulnérable vous rappelle quoi ? Donnez-moi un incident spécifique, un événement précis où vous avez éprouvé de la vulnérabilité.

**Dottie :** Rien ne me vient à l'esprit. C'est peut-être trop général.

**Gary :** Ne vous est-il jamais arrivé de vous sentir vulnérable à l'école, en faisant du sport, ou dans une relation ? Ne vous a-t-on jamais laissée tomber, un petit copain, un mari ?

**Dottie :** Quelque chose me vient à l'esprit. C'était quand j'avais ... ça me paraît sans rapport ... mais c'était quand j'étais petite, à l'école. Je n'avais pas fait mes devoirs et la maîtresse, que j'aimais énormément, rouge de colère, a mis ses deux mains autour de ma tête et elle m'a soulevée de ma chaise. Mes devoirs n'étaient pas faits, mais j'avais menti en disant que je ne les retrouvais pas.

**Gary :** Elle était très en colère ?

**Dottie :** Oui, et ça a été horrible parce que je l'adorais. C'était mon idole.

**Gary :** Est-ce que vous ressentez quelque chose d'intense en disant cela ?

**Dottie :** Je vois la scène... un peu... peut-être un quatre ou un cinq...

**Gary :** Un quatre ou un cinq. Est-ce que cela s'accompagne de sensations physiques, du cœur qui cogne ou de transpiration ?

**Dottie :** Une sorte de trouble à l'estomac.

**Gary :** Un trouble à l'estomac. Est-ce à cela que vous donnez un quatre ou un cinq ?

**Dottie :** Je ne suis peut-être pas bon juge.

**Gary :** Nous n'avons besoin que d'une évaluation pour l'instant.

**Dottie :** Ce n'est pas un sentiment complet de désespoir.

**Gary :** Je vais vous demander d'imaginer la scène, mais sans vous fondre dedans. Il me faut juste un pronostic. Si vous fermiez les yeux et que vous plongiez complètement dans l'événement, pensez-vous que ce serait encore un quatre ou à un cinq ou le chiffre serait-il plus élevé ?

**Dottie :** Ce serait probablement un sept ou un huit.

**Gary :** C'est votre évaluation ? D'accord. Un vrai plongeon dans la scène n'est pas utile. Il s'agit peut être là de ce qui se cache derrière votre peur d'être en voiture, d'être passagère, d'avoir un accident, etc. Je vous ai demandé ce que ces choses vous rappelaient, il pourrait donc s'agir de l'une des causes. Mais c'est sans importance pour l'instant. Ce qui compte à présent, c'est de voir si le procédé fonctionne pour vous sur un événement précis. Et si nous trouvons assez de sujets, nous finirons bien par découvrir ceux qui se cachent derrière votre problème en voiture. Vous me suivez ?

**Dottie :** Oui.

**Gary :** Bien. Si vous êtes d'accord, allez au point Karaté en répétant ce qui suit ... mais avant, comment s'appelait votre maîtresse ?

**Dottie :** Madame Much.

**Gary :** Bon. Au point Karaté répétez : « Même si madame Much m'a soulevée par la tête ... »

**Dottie :** Même si madame Much m'a soulevée par la tête ...

**Gary :** Est-ce que la phrase vous paraît juste ?

**Dottie :** Absolument.

**Gary :** Même si madame Much m'a soulevée par la tête ...

**Dottie :** Même si madame Much m'a soulevée par la tête ...

**Gary :** ...je m'accepte profondément et complètement.

**Dottie :** ...je m'accepte profondément et complètement.

**Gary :** Même si madame Much m'a soulevée par la tête ...

**Dottie :** Même si madame Much m'a soulevée par la tête ...

**Gary :** ...et m'a fait me sentir vulnérable ...

**Dottie :** ...et m'a fait me sentir vulnérable ...

**Gary :** ...et m'a humiliée devant toute la classe ...

**Dottie :** ...et m'a humiliée devant toute la classe ...

**Gary :** ...et m'a fait très peur ...

**Dottie :** ...et m'a fait très peur ...

**Gary :** ...parce qu'elle était vraiment très en colère ...

**Dottie :** ...parce qu'elle était vraiment très en colère ...

**Gary :** ...et que j'étais toute petite ...

**Dottie :** ...et que j'étais toute petite ...

**Gary :** ...je m'accepte profondément et complètement.

**Dottie :** ...je m'accepte profondément et complètement.

**Gary :** Même si madame Much m'a soulevée par la tête ... (répétition de Dottie)

**Gary :** ...et était très en colère ... (répétition de Dottie)

**Gary :** ...il faut comprendre madame Much ... (répétition de Dottie)

**Gary :** ...elle avait ses propres problèmes ... (répétition de Dottie)

**Gary :** ...qui n'étaient pas les miens ... (répétition de Dottie)

**Gary :** Je n'ai fait que les lui rappeler ... (répétition de Dottie)

**Gary :** ...et elle s'en est pris à une petite fille ... (répétition de Dottie)

**Gary :** ...et c'était moi. (répétition de Dottie)

**Gary :** Allez au point du sourcil en répétant : « ...soulevée par la tête... » (répétition de Dottie)

**Gary :** Allez au coin de l'œil : « ...soulevée par la tête... » (répétition de Dottie)

**Gary :** Allez sous l'œil : « ...soulevée par la tête... » (répétition de Dottie)

**Gary :** Continuez à descendre.

**Dottie :** Voulez-vous que je fasse les points sur les doigts aussi ?

**Gary :** Non, ce n'est pas la peine. Mais arrêtez-vous un instant. Comment va votre estomac ?

**Dottie :** Il est beaucoup moins agité. Un ou deux à présent.

**Gary :** Allez au point Karaté en répétant : « Même si j'ai ce restant de trouble *madame Much* dans l'estomac,... » (répétition Dottie)

**Gary :** ...je m'accepte profondément et complètement. (répétition de Dottie)

**Gary :** J'ai de la considération pour mon estomac ... (répétition de Dottie)

**Gary :** ...qui m'a fait savoir ... (répétition de Dottie)

**Gary :** ...que j'ai un problème ... (répétition de Dottie)

**Gary :** ...à cause de madame Much ... (répétition de Dottie)

**Gary :** ...et de ses propres problèmes ... (répétition de Dottie)

**Gary :** ...qui s'en est pris à une petite fille ... (répétition de Dottie)

**Gary :** ...et ça fait des années que je me promène avec ce problème ... (répétition de Dottie)

**Gary :** ...qui commence à se faire pesant ... (répétition de Dottie)

**Gary :** ...et n'a aucune raison d'être là. (répétition de Dottie)

**Gary:** Allez au point du sourcil en répétant: « Ce restant de trouble *madame Much* dans l'estomac... » (répétition de Dottie)

**Gary:** ...et descendez le long des points.

**Dottie:** C'est fait.

**Gary:** Bien. Comment va votre estomac à présent?

**Dottie:** (Bâillement).

**Gary:** Avez-vous remarqué votre bâillement?

**Dottie:** Oui et j'ai aussi bâillé pendant la ronde. Je pense que c'est parti.

**Gary:** Vous pensez que c'est parti. Est-ce encore là ou pas?

**Dottie:** En fait, c'est descendu à un.

**Gary:** C'est possible. Bien, reprenons comme avant. Supposons que vous fermiez les yeux et que vous plongiez à fond dans la situation, mais ne le faites pas vraiment. Imaginez seulement quel serait votre chiffre si vous étiez dedans pour de bon. Pensez-vous que ce serait encore un sept ou un huit?

**Dottie:** Non.

**Gary:** Qu'est-ce que serait?

**Dottie:** Un trois ou un quatre.

**Gary:** Un trois ou un quatre. Allez au point Karaté. Mais avant, j'aimerais vous demander si d'autres souvenirs ont fait surface.

**Dottie:** Non, mais je me sens nerveuse de faire cette session avec vous. Votre attention m'honore, et c'est peut-être la raison pour laquelle je ressens ce trouble à l'estomac.

**Gary:** Vous êtes honorée parce que je suis le créateur d'EFT?

**Dottie:** Oui. J'ai trouvé important de le dire.

**Gary :** C'est bien. Cela signifie qu'il y a d'autres problèmes. Peut-être ne valez-vous pas l'attention que l'on vous porte ?

**Dottie :** Oui, c'est exactement ça.

**Gary :** À propos, il se peut que vous en ayez fini avec madame Much et que votre nervosité soit due à un problème entièrement différent ou à un aspect séparé du problème précédent. Ce que j'aimerais que vous fassiez maintenant, juste pour voir, c'est de vous plonger à fond dans cette situation avec Madame Much en suivant mes instructions. Tout d'abord, et c'est très important, il faut porter toute votre attention sur cet événement. Concentrez-vous uniquement sur ces circonstances spécifiques sans penser à d'autres situations où vous auriez pu vous sentir vulnérable. Nous cherchons ici à évaluer l'intensité émotionnelle liée à cet événement précis. Ensuite, et c'est tout aussi important, il faut vous remémorer la scène aussi nettement que possible. Intensifiez-la, exagérez-en les sons, vos sentiments, essayez d'éprouver autant de souffrance que possible. Mais arrêtez-vous dès que vous sentez la détresse monter, si un trouble se fait sentir à l'estomac ou que n'importe quoi d'autre se présente. Ceci indique qu'il y a encore du travail à faire Allez-y, et dites-moi quand vous avez terminé. Silence quelques instants...

**Dottie :** J'ai encore eu une réaction.

**Gary :** Quel chiffre lui donnez-vous ?

**Dottie :** Un trois ou un quatre.

**Gary :** À quel moment exactement avez-vous ressenti ce trois ou ce quatre durant la résurgence de cet événement, vous en souvenez-vous ?

**Dottie :** Au moment où elle m'a soulevée de mon pupitre, ça a été un vrai choc pour moi, un véritable choc.

**Gary :** Remarquez les mots que vous venez d'employer « ça a été un vrai choc pour moi » ; vous n'avez pas utilisé ces mots auparavant, n'est-ce pas ?

**Dottie :** Oh !

**Gary :** C'est peut-être un nouvel aspect, nous allons emprunter ce chemin. Allez au point Karaté en répétant : « Même si cet épisode madame Much ... » (répétition de Dottie)

**Gary :** ...a été un vrai choc pour moi ... (répétition de Dottie)

**Gary :** ...je m'accepte profondément et complètement (répétition de Dottie).

**Gary :** Ça m'a secouée ... (répétition de Dottie)

**Gary :** ...j'étais toute petite ... (répétition de Dottie)

**Gary :** ...qu'aurais-je pu penser ... (répétition de Dottie)

**Gary :** ...sinon que j'étais mauvaise ? ... (répétition de Dottie)

**Gary :** ...c'est arrivé par surprise ... (répétition de Dottie)

**Gary :** ...ça m'a terriblement secouée ... (répétition de Dottie)

**Gary :** ...comme si quelqu'un avait jeté un serpent sur mon pupitre (répétition de Dottie).

**Gary :** Je m'accepte profondément et complètement ... (répétition de Dottie)

**Gary :** ...et même si je n'arrive pas à comprendre ce qui est arrivé ... (répétition de Dottie)

**Gary :** ...je dois m'ouvrir à la possibilité ... (répétition de Dottie)

**Gary :** ... que madame Much ... (répétition de Dottie)

**Gary :** ...était celle qui avait le problème (répétition de Dottie).

**Gary :** À propos, est-ce que ça vous semble logique ?

**Dottie :** Oui, mais je pense quand même l'avoir vraiment déçue.

**Gary :** Bien. Nous voilà avec un nouvel aspect. Voyez-vous comme c'est important ? Logiquement vous admettez qu'elle puisse avoir eu le problème, mais votre réponse émotionnelle est différente. Vous pensez l'avoir déçue.

**Dottie :** J'étais une petite fille tellement gentille, comment ai-je pu lui faire ça ?

**Gary :** Dites : « Madame Much m'a vraiment choquée ... » (répétition de Dottie)

**Gary :** Madame Much m'a vraiment choquée quand elle m'a pris la tête pour me soulever de mon pupitre ... (répétition de Dottie).

**Gary :** Quel est le chiffre sur une échelle de un à dix ?

**Dottie :** C'est bien mieux.

**Gary :** Est-ce arrivé à un zéro, à un ou à deux ?

**Dottie :** Un deux.

**Gary :** Comment savez-vous que c'est un deux ?

**Dottie :** Je soupçonne un deux parce que c'est beaucoup moins fort qu'avant.

**Gary :** C'est intéressant. Une supposition. Mais ça pourrait être zéro.

**Dottie :** Oui.

**Gary :** Je ne dis pas que c'est un zéro. Je ne peux pas parler à votre place. Mais les gens s'imaginent souvent qu'il est impossible d'arriver à zéro et ils donnent un deux. Fermez les yeux un moment et replongez-vous dans la scène en essayant de retrouver cette impression de choc. Et dites-moi quand c'est fait. Allez-y.

**Dottie :** Je ne ressens plus le choc.

**Gary :** Est-ce que c'est arrivé à zéro ?

**Dottie :** Oui.

**Gary :** Dites : « Je l'ai vraiment déçue ... » (répétition de Dottie)

**Gary :** Que ressentez-vous ?

**Dottie :** Cela fait presque mal.

**Gary :** Lorsque vous dites « cela fait presque mal » qu'entendez-vous par là ?

**Dottie :** Cela fait presque mal que j'aie pu la décevoir autant.

**Gary :** Lorsque vous dites « cela fait presque mal » qu'est-ce qui fait presque mal ?

**Dottie :** Cela me rend presque triste, cela me rend triste. C'est vraiment de la tristesse.

**Gary :** Est-ce que vous avez la gorge prise ou la poitrine serrée ? Ce sont juste des idées, sentez-vous quelque chose de physique ?

**Dottie :** Une sorte de pincement à l'estomac, je ne sais pas, un serrement peut-être.

**Gary :** Qui d'autre avez-vous déçu dans votre vie ?

**Dottie :** J'ai envie de dire ma mère, mais je ne sais pas si je l'ai fait.

**Gary :** Si vous avez déçu votre mère, quand cela aurait-il pu se passer ?

**Dottie :** Rien de précis, juste que j'ai ... je ne sais pas, je ne lui ai peut-être pas donné tout l'amour qu'elle méritait ou qu'elle voulait.

**Gary :** Y a-t-il un événement précis qui vous fait dire ça ?

**Dottie :** Je me souviens d'une fois où j'ai fait exprès d'allumer une cigarette devant elle, mais j'avais déjà vingt-et-un ans ou quelque chose d'approchant.

**Gary :** Mais vous avez senti que vous déceviez votre mère ?

**Dottie :** Oui.

**Gary :** Je ne suis pas à la hauteur de ses attentes ...

**Dottie :** Oui, mais ce n'est pas excessif. Ça ne sonne pas vraiment juste.

**Gary :** Nous allons faire un peu de *tapping* global là-dessus. Il se peut que cela fasse monter des événements spécifiques. Nous verrons bien. Allez au point Karaté en répétant : « Même si j'ai déçu des gens dans ma vie ... » (répétition de Dottie)

**Gary :** ...et que je n'ai pas été à la hauteur de leurs attentes ... (répétition de Dottie)

**Gary :** ...et des miennes non plus ... (répétition de Dottie)

**Gary :** ...qui ont été plantées en moi par les autres ... (répétition de Dottie)

**Gary :** ...autrement comment pourrais-je savoir ce qu'ils veulent ... (répétition de Dottie)

**Gary :** ...je m'accepte profondément et complètement (répétition de Dottie).

**Gary :** Comme tous les autres ... (répétition de Dottie)

**Gary :** ...je cours dans la vie ... (répétition de Dottie)

**Gary :** ...avec plein de consignes à suivre ... (répétition de Dottie)

**Gary :** ...plein d'obligations ... (répétition de Dottie)

**Gary :** ...plein d'interdictions ... (répétition de Dottie)

**Gary :** ...plein d'exigences ... (répétition de Dottie)

**Gary :** ...plein d'impératifs ... (répétitions de Dottie)

**Gary :** ...et ainsi de suite ... (répétition de Dottie)

**Gary :** ...et ces consignes sont différentes pour tout le monde ... (répétition de Dottie)

**Gary :** ...mais je pense que les miennes sont les meilleures (répétition de Dottie).

**Gary :** Peut-être que mon vrai problème ... (répétition de Dottie)

**Gary :** ...c'est que je suis intransigeante ...

**Dottie :** Que je suis quoi ?

**Gary :** Intransigeante.

**Dottie :** Oh ! – que je suis intransigeante ...

**Gary :** ...et que mes consignes sont meilleures que celles des autres ... (répétition de Dottie)

**Gary :** ...elles comptent en tout cas plus pour moi ... (répétition de Dottie)

**Gary :** ...je les ai achetées ... (répétition de Dottie)

**Gary :** ...si ce n'était pour ces consignes ... (répétition de Dottie)

**Gary :** ...je ne décevrais personne (répétition de Dottie).

**Gary :** Je m'accepte profondément et complètement ... (répétition Dottie)

**Gary :** ...bien que je ne sache pas pourquoi ...

**Dottie :** Pardon ?

**Gary :** Bien que je ne sache pas pourquoi ... (répétition de Dottie)

**Gary :** ...je me décevrai de toutes façons ... (répétition de Dottie)

**Gary :** ...alors à quoi bon m'accepter d'avance ... (répétition de Dottie)

**Gary :** ...c'est inutile ... (répétition de Dottie)

**Gary :** ...mais j'essaie quand même ... (répétition de Dottie).

**Gary:** Allez au point du sourcil et répétez: « décevoir les autres ... » (répétition de Dottie)

**Gary:** Allez au coin de l'œil: « me décevoir .. » (répétition de Dottie)

**Gary:** Allez sous l'œil: « toutes ces consignes ... » (répétition de Dottie)

**Gary:** Allez sous le nez: « être intransigeante .. » (répétition de Dottie)

**Gary:** Allez au menton: « seules mes consignes comptent ... » (répétition de Dottie)

**Gary:** Allez à la clavicule: « bien qu'elles m'aient été données par les autres ... » (répétition de Dottie)

**Gary:** Allez sous le bras: « toutes ces consignes ... » (répétition de Dottie)

**Gary:** Arrêtez-vous là. Dites-moi le plus honnêtement possible, sur une échelle de zéro à dix, ce que vous ressentez en répétant ces mots: « Je déçois les gens ».

**Dottie:** Je déçois les gens.

**Gary:** Cela vous paraît-il encore vrai ?

**Dottie:** Ce n'est pas vrai.

**Gary:** Est-ce zéro, un ou deux ?

**Dottie:** C'est descendu à un (après une pause).

**Gary:** Dites: « J'ai déçu madame Much » (répétition de Dottie).

**Gary:** Cela vous paraît-il vrai ?

**Dottie:** C'est vrai.

**Gary:** Donnez-moi un chiffre.

**Dottie:** Ce n'est pas vrai logiquement.

**Gary:** J'aimerais la réponse émotionnelle.

**Dottie :** J'ai déçu madame Much. Non.

**Gary :** Non quoi ?

**Dottie :** C'est zéro ou descendu à un.

**Gary :** Parlez-vous logiquement ou émotionnellement ?

**Dottie :** J'essaie de parler émotionnellement.

**Gary :** Dites : « J'ai déçu ma mère » (répétition de Dottie).

**Gary :** Combien cela vous paraît-il vrai émotionnellement ?

**Dottie :** Hmmm ... un deux.

**Gary :** Nous allons laisser cela de côté pour l'instant. Il y a quelque chose que nous n'avons pas fait en débutant cette conversation téléphonique. Si je vous avais demandé de me donner un chiffre, vous imaginant en voiture dans les circonstances les plus effrayantes qui soient pour vous, à l'arrière, sur une autoroute, passagère, peu importe, quel chiffre pensez-vous que vous auriez eu ?

**Dottie :** Un huit ou un neuf.

**Gary :** Huit ou neuf. Quel chiffre auriez-vous maintenant si vous viviez cette situation ? Ne vous plongez pas dedans. Je vous demande juste de faire une supposition.

**Dottie :** Oh, oh ! (Pause)

**Gary :** Vous le faites !

**Dottie :** Je ne peux pas m'en empêcher ...

**Gary :** Allez-y alors. Exagérez la scène, les bruits, vos sentiments, etc. Essayez d'être aussi anxieuse que possible, mais arrêtez-vous dès que la frayeur monte. Allez-y, et dites-moi ce qui se passe.

**Dottie :** Je n'arrive pas à être anxieuse.

**Gary:** Ainsi, vous pensiez avoir un huit ou un neuf et vous êtes à zéro maintenant ?

**Dottie:** Oui.

**Gary:** En tout cas, en vivant la scène mentalement ?

**Dottie:** Oui.

**Gary:** Cela ne veut pas dire que votre peur ait complètement disparu. Pas du tout. Vous ne pourrez le savoir qu'en montant en voiture. Nous avons diminué votre anxiété, mais il se peut qu'il y ait encore des problèmes émotionnels sous-jacents. Si vous avez toujours peur en voiture, prenez note du type d'anxiété ressentie. Est-elle d'un autre genre qu'avant ? De même intensité ? Se passe-t-il des choses différentes pour la faire monter ? Et ainsi de suite. Cela ne veut pas dire que le procédé n'ait pas fonctionné, mais seulement qu'il y a du travail à faire sur d'autres aspects du problème. Voyez-vous la différence ?

**Dottie:** Oui, je vois.

**Gary:** C'est important. Dites maintenant : « J'ai déçu ma mère ... » (répétition de Dottie).

**Gary:** Est-ce un deux ?

**Dottie:** C'est un rien du tout. En fait, c'est elle qui m'a déçue.

**Gary:** Oh ! C'est très important. Vous venez d'effectuer un volte-face avec un retournement complet d'opinion. Vous ne l'avez donc pas déçue. Nous avons fait tout ce travail, et c'est elle, à bien y penser, qui vous a déçue. C'est intéressant, n'est-ce pas ?

**Dottie:** Oui, je le savais rationnellement, mais émotionnellement ce n'était pas pareil.

**Gary:** Oui, et tout tient là-dedans. Personne n'aurait besoin de thérapie si nous réagissions de manière rationnelle.

Il n'est pas logique de souffrir de quelque chose qui s'est produit il y a vingt ans. Ce n'est vraiment pas logique, mais c'est notre façon de faire. Nous réagissons aux choses émotionnellement.

**Gary :** J'espère que tout cela vous aura aidée. Je suis curieux de connaître votre réaction la prochaine fois que vous serez en voiture. Prenez note de votre degré d'anxiété. Et souvenez-vous, nous n'avons effectué aucune ronde de *tapping* sur votre peur d'être en voiture.

**Dottie :** Non.

**Gary :** Il peut rester encore des choses. Mais vous n'arrivez toujours pas à aller au-delà d'un zéro, même en vous imaginant la scène très clairement ?

**Dottie :** Non.

**Gary :** En tout cas, pas pour l'instant ?

**Dottie :** Non.

**Gary :** Bien, il semblerait que nous ayons fait quelque chose de positif.

**Dottie :** Oui, c'est certain.

**Gary :** Continuez sur votre lancée ! Merci Dottie.

# ANNEXE – II

« L'Emprunt des bénéfices » (Borrowing benefits)
(Sessions de groupe avec EFT)

L'expression « Emprunt des bénéfices » (Borrowing Benefits) vient de la découverte d'un lien guérisseur s'effectuant entre tous les témoins d'une session d'EFT, bien que chacun y ait apporté un problème différent. Cet ingrédient d'emprunt offre des avantages considérables. Il permet de se livrer à EFT en suivant des cas filmés sur vidéo ou de former un petit groupe où chacun à son tour se livre à son problème dans des sessions qui profitent à tout le monde. Une série de vidéos (en anglais pour l'instant), spécialement conçue par Gary Craig pour effectuer ce procédé d'emprunt, est offerte sur son site *www.emofree.com* permettant à chacun d'en bénéficier sans avoir besoin de faire partie d'un groupe. Mais cette série peut aussi servir lors de réunions, démontrant EFT avec toute la dextérité de son créateur.

Vous trouverez plus bas la transcription d'une session d'emprunt des bénéfices menée par Gary Craig devant deux cent personnes lors d'un séminaire à Flagstaff en mai 2003. La narration nous est donnée par Betty Moore-Hafter, auteure du livre *Tapping Your Amazing Potential with EFT* et fondatrice d'un centre de soins (Rising Sun Healing Center) à Burlington dans le Vermont (États-Unis). Betty dirige également un groupe de support EFT au travers de son site Internet *www.rinsingsunhealing.com* où vous pouvez prendre contact avec elle.

Mais avant de passer à ce compte-rendu, il faut préciser que ces sessions d'emprunt, qu'elles s'effectuent en groupe ou seul devant son écran, s'ordonnent suivant un schéma rigoureux qui produit les meilleurs résultats. Vous savez déjà qu'EFT doit viser une cible précise pour être efficace. Ce point est essentiel car nous avons tous tendance à rester dans la vague.

Nous exprimons nos problèmes de manière trop globale, avec des phrases telles que « je manque toujours d'argent », « j'ai peur d'être seul » ou « personne ne m'aime ». Mais le vrai problème est ailleurs. Il provient d'événements spécifiques irrésolus qui en sont le fondement. En effet, comment pourrait-on dire que l'on manque continuellement d'argent si cela n'était pas prouvé par des événements précis ou avoir peur de la solitude si nous ne savons pas déjà l'effroi qui nous attend en restant seul. Il faut donc trouver les événements spécifiques qui forment l'armature de nos problèmes. Et ceci s'effectue le mieux en se posant la question suivante : **Qu'est-ce que ce problème me rappelle** ?

Les souvenirs qui vont faire surface, des plus nouveaux aux plus anciens, sont les éléments nourriciers de notre problème. Heureusement, il existe ce que l'on nomme « l'effet de ressemblance », un raccourci naturel qui balaie le problème en éliminant la charge émotive liée à seulement quelques-uns de ces souvenirs spécifiques (cinq à vingt est la marge courante).

Une scène qui s'étend sur plusieurs jours, voire qui dépasse les cinq minutes, comporte des segments qui se traitent à part. Un événement spécifique peut n'avoir duré que quelques secondes, tels une réplique cinglante ou un regard pervers. Un ordre permanent donné à son subconscient dépend souvent de bien peu de choses, et plus l'on va dans le détail d'une situation, meilleures sont les chances d'éliminer un problème dans son ensemble.

### Session « Emprunt des bénéfices » avec Betty Moore-Hafter

(Transcription de sa dépêche aux membres de son groupe de soutien d'EFT le 31 mai 2003)

« Bonjour,

Voici le récit de mon expérience de « cobaye » au cours du premier des deux ateliers sur l'Emprunt des bénéfices menés par Gary Craig à Flagstaff. J'espère que vous ne le trouverez pas trop long, mais je tiens à vous donner suffisamment de détails pour qu'il soit instructif.

Tout d'abord, quelques explications pour ceux qui ne savent pas encore comment il faut procéder. Gary nous avait demandé de venir avec une liste de dix événements spécifiques s'étant produits dans le passé, en notant leur intensité émotionnelle. À chaque séance sur scène, chacun de nous dans l'audience devait garder l'un de ces événements personnels en mémoire.

Avant de débuter, nous avions quelques instants pour nous imprégner de son souvenir, des couleurs, des sons et de l'intensité de nos émotions afin de pouvoir noter les progrès parcourus en fin de séance. Nous devions aussi donner un titre à l'événement. Il fallait ensuite calquer exactement les mots et le *tapping* qui s'adressait à la personne sur scène. C'était intéressant.

Gary nous avait dit que notre système tirerait un parallèle entre le cas traité sur scène et le nôtre, et que nous puiserions des bénéfices semblables même avec un problème personnel complètement différent. Gary nous avait demandé de simplement jeter un coup d'œil de temps en temps sur le titre de notre problème, tout en continuant à suivre exactement la session attribuée à l'autre personne. Au cas où des émotions fortes commenceraient à nous submerger, nous devions nous concentrer dessus en effectuant le *tapping* continuellement, de haut en bas et de bas en haut, jusqu'à ce que nous ayons retrouvé notre calme (cela m'est arrivé une fois et ce système fonctionne vraiment bien).

À la fin de chaque démonstration, Gary s'adressait à la salle, demandant qui avait noté des changements importants par rapport à son problème personnel. Au moins quatre-vingt-dix pour cent des gens levaient le bras. Il voulait savoir ensuite qui était passé d'une très forte intensité à un zéro (tel que de dix à plus rien du tout). La moitié de la salle répondait souvent par l'affirmative. C'était vraiment fantastique de voir les gens guérir de la sorte.

J'en ai fait moi-même l'expérience deux fois à propos d'événements très douloureux, faisant complètement disparaître leur charge émotive. Les deux fois, Gary a employé des mots qui m'ont profondément touchée. À un moment, lorsqu'il a dit : « ... Qu'il en soit béni », j'ai senti une profonde transformation se faire en moi. Malgré la variété de nos histoires, malgré les détails différents, nous avons tellement de choses en commun avec les autres. C'est très impressionnant. Maintenant, voici le récit de mon expérience sur scène avec Gary et de l'extraordinaire soutien de l'assistance.

En préliminaire : Comme vous êtes nombreux à le savoir, j'ai récemment publié un livre que j'ai nommé *Tapping Your Amazing Potentiel with EFT*. Cependant, avant sa parution, je me suis fait un devoir d'envoyer une copie du manuscrit à Gary Craig afin de m'assurer de son aval sur la qualité de cet ouvrage. Son écho ne venant pas, j'ai fini par le contacter au téléphone où il m'a répondu qu'il ne pouvait pas me parler. Il m'a donné une autre heure pour le joindre, sans faire la moindre allusion à mon manuel.

J'ai immédiatement réagi en me disant : « Oh non, il le déteste ! Il doit penser que c'est vraiment mauvais. C'est pour ça qu'il ne veut pas me parler ! » Chaque cellule de mon corps était tendue vers le pire. Quand nous avons enfin pu communiquer, Gary m'a dit : « Votre manuel est très bien. C'est du bon travail. Mais, ma chère, quelle agitation ! » Et c'est ainsi que nous avons décidé de consacrer une session à ce problème, où je serais son « cobaye » sur scène (à Flagstaff).

Ceux qui le voulaient pouvaient apporter du matériel à vendre. Je me suis rendue à la rencontre avec mes derniers CD sur EFT et l'hypnose et avec mon tout nouveau manuel. J'étais partagée entre l'excitation et la peur, et sachant que j'irais sur scène, je réfléchissais activement à mes problèmes. Un incident particulier, alors que j'étais en classe secondaire, m'est tout à coup revenu en mémoire accompagné d'un fort remous intérieur, en fait si intense que je me suis mise à pleurer. Ma session avec Gary s'est effectuée un peu plus tard, en ce qui m'a semblé trois étapes successives.

## Phase I – Préparation

J'ai vraiment été impressionnée par tout le *tapping* que Gary m'a fait faire avant de pénétrer au cœur du problème. J'ai un nouveau respect pour cette phase de préparation qui m'a beaucoup aidée. Ce qui m'a le plus surprise, c'est la précision de Gary. Quand je lui ai dit que je me sentais nerveuse et tendue, avec un 8, il m'a demandé : « Comment savez-vous que c'est un 8 ? ». C'est là que j'ai pris note des détails : mes mains cramponnées aux bras du fauteuil, ma gêne respiratoire, mes épaules tendues, comme si je me préparais à recevoir un coup. Nous avons fait des rondes sur toutes ces manifestations physiques jusqu'à ce que je me détende et que je puisse respirer librement.

Nous avons ensuite discuté de l'incident qui s'était produit avec mon manuel, tout en continuant le *tapping:* « Même s'il faut que je sois parfaite ... et que tout le monde aime mon manuel ... et même s'il n'y a jamais eu un être humain aimé par tout le monde, même pas le président ... surtout pas le président ... je devrais être le président ... ! » Le rire m'a fait du bien. C'est là que Gary m'a posé la question: « Qu'est-ce que ça vous rappelle ? ». Je lui ai répondu que ça me rappelait un incident qui s'était produit quand j'étais en classe secondaire.

### Phase II – Le cœur du problème – Mon film

J'avais nommé mon film, long d'une dizaine de secondes: « Monsieur Smythe m'a expédié un coup mortel ». Rien qu'à ces mots, les malaises sont revenus et nous avons fait d'autres rondes sur « Monsieur Smythe dans ma poitrine ..., Monsieur Smythe dans mes épaules ... » visant les endroits tendus de mon corps.

Quand la tension s'est dissipée, j'ai commencé à raconter mon histoire. Monsieur Smythe était apprenti professeur dans ma classe d'anglais. Très versé dans la littérature, il nous avait enseigné les poèmes de Yeats, nous demandant de revenir en classe avec une création personnelle. Je ne me sentais pas à la hauteur et ce devoir me tracassait. Je me comparais aux autres élèves que je trouvais nettement plus « dans le vent », et me sentant à l'écart, je n'osais pas m'extérioriser. J'ai tout de même fini par créer un petit poème qui exprimait mes sentiments sur la pluie.

Dans mon film, Monsieur Smythe est assis sur le rebord du bureau, face à la classe, prêt à saisir mon devoir. Puis il dit en le montrant ostensiblement : « Classe, voici l'exemple parfait d'un mauvais poème », s'attelant immédiatement à en démontrer les raisons : trop direct, pas assez métaphorique, vide et ainsi de suite. J'étais submergée de honte et la douleur de ce rejet était intolérable.

Alors que je racontais l'histoire, Gary effectuait lui-même continuellement le Tapping sur moi. J'étais sans voix et en pleurs. Cette technique est formidable, car je sentais le poison s'évacuer au fur et à mesure. Nous disions des choses comme : « Même si Monsieur Smythe s'attendait à ce que je sois Yeats à mon premier essai ... » « Même si Monsieur Smythe est une ordure ... (!!!) ... quel mauvais enseignement ... ». Au bout d'un moment, j'ai enfin pu dire les mots « coup mortel » sans ressentir la moindre charge émotionnelle. Cependant, alors que nous poursuivions le film, un autre segment d'une forte intensité m'est apparu. J'y combattais mes larmes, cherchant désespérément à m'enfuir de la classe pour aller me cacher quelque part, obligée pourtant de rester là, à faire bonne figure.

Nous avons effectué d'autres rondes sur ma gêne, la honte et le besoin d'aller me cacher. Je me suis très vite sentie mieux. Monsieur Smythe était devenu un jeune homme qui cherchait simplement à nous épater par ses connaissances littéraires, sans réaliser qu'il le faisait à mes dépens, sans connaître la peine qu'il m'infligeait. Nous avons fait nos rondes suivantes sur la rédemption de Monsieur Smythe : « Même s'il m'a infligé toute cette peine, je veux bien lui pardonner, il était tellement jeune ... j'espère qu'il a appris depuis ... » L'intensité émotionnelle avait entièrement disparu et je me sentais merveilleusement bien.

## Phase III – Le test

C'est la partie qui m'a le plus intriguée. Gary s'est emparé de plusieurs de mes CD, dont j'ai dessiné moi-même la couverture, et les tenant à bout de bras, il a dit devant toute la salle : « À mon avis, ça ne vaut rien ! » Bien que sachant qu'il plaisantait, je me suis sentie poignardée par ces mots. Nous avons encore fait quelques rondes : « Même si j'ai encore cette réaction ... tout le monde doit aimer mes CD ... mes livres ... mon art ... mes poèmes ... sinon il y a quelque chose qui cloche chez moi ... » L'intensité est très vite retombée à zéro.

Gary a repris les CD en disant tout fort : « Je ne sais vraiment pas qui pourrait avoir envie d'un truc pareil ... » Ce qui m'a laissée dans une parfaite indifférence. Il a continué en disant : « Ils ne valent rien, ils sont défectueux » tout en les jetant par terre ! Je ne croyais pas à mon calme. J'étais imperturbable. Et sans réfléchir, j'ai dit à Gary : « C'est qu'ils ne sont pas pour tout le monde ». Je riais et me sentais complètement libérée.

Après : Le lendemain matin, Gary a débuté la journée avec l'un de mes CD en main, me faisant la surprise de dire : « Cette couleur bleue est un choix épouvantable ... qu'est-ce que ce cerf vient faire là ? ... c'est vraiment moche ! » Je me sentais calme et forte, et je me suis tout de suite dirigée vers un micro pour répondre à l'attaque : « Il est évident que ce monsieur ne connaît rien à l'art graphique ni à l'imagerie dans les procédés de relaxation ! » Quelle différence dans ma façon d'être !

Le dernier jour, une personne qui avait acheté mes CD est venue me dire qu'elle était obligée de les laisser dans sa chambre, n'ayant pas assez de place dans ses bagages pour les prendre avec elle. Ma première réaction a été : « L'équipe de nettoyage de la chambre les appréciera sûrement. » C'est là qu'elle m'a avoué qu'elle plaisantait. J'étais surprise de n'avoir ressenti aucune trace de « Mes créations ne sont pas assez bonnes », mais d'avoir immédiatement pensé que quelqu'un d'autre pourrait les aimer. C'est un sentiment extraordinaire que de savoir cette vieille blessure refermée. Comme le dit Gary, il peut y avoir d'autres morceaux, d'autres aspects qui vont faire surface, mais je suis convaincue que nous avons touché le cœur du problème.

Réflexion : Je n'avais encore jamais travaillé sur l'un de mes problèmes devant une salle comble. Le vrai délice, c'est d'avoir entendu tout le monde répéter « Monsieur Smythe est une ordure« . La partie blessée en moi n'était plus seule, elle rendait ses comptes en public et je m'en réjouissais. Ma souffrance étant le produit d'une humiliation publique, cette assemblée entièrement de mon côté a sans doute hâté ma guérison.

Après la session, de nombreuses personnes nous ont fait part de la similarité existant entre leurs propres problèmes et le mien. La honte et l'humiliation d'être rabaissé par un professeur est malheureusement un cas bien trop commun. L'impression d'avoir pu aider les autres en réglant mon problème est une sensation très agréable aussi.

Je suis revenue de cet atelier avec un respect accru pour la spécificité. Il est tentant de passer d'un problème à l'autre, d'une scène à l'autre ou d'adresser des généralités. Mais si vous prenez le temps, si vous avez la patience et la discipline de garder votre attention fixée sur un événement spécifique, comme dit Gary « de le piétiner avec le *tapping* », les résultats valent largement les efforts fournis.

Depuis mon retour de Flagstaff, je raconte mon histoire « Monsieur Smythe » à qui veut bien l'entendre, sans la moindre souffrance. Je suis absolument certaine que la peur de ressentir cette douleur m'a empêchée d'avancer dans la vie comme je le souhaitais. Mais maintenant, peu importe ce qui pourrait arriver, cette blessure ne se ravivera plus parce qu'elle a cessé d'exister. Un grand merci à Gary et à tous ceux qui m'ont offert leur support.

Affectueusement,
Betty

# ANNEXE – III

Les diverses possibilités d'EFT

## La stimulation des points d'EFT par la pression douce

En cas de migraine ou si vous n'avez pas envie de « frapper » sur les points d'intervention, vous pouvez les stimuler en exerçant une pression douce du bout des doigts, en même temps que vous prenez une respiration profonde. C'est un moyen de faire ses rondes plus discrètement aussi.

## La stimulation imaginaire des points de *tapping*

Vous pouvez également faire vos rondes d'EFT en imagination. Il suffit de fermer les yeux, de se concentrer sur son problème et d'effectuer les séquences standard en pensée. Ce procédé fonctionne superbement bien.

## La stimulation continue des points de *tapping*

Lorsqu'une émotion forte vous submerge, tels une peur panique, des sanglots ou une vive colère, vous pouvez esquiver l'étape de mise en scène et passer directement à la séquence courte de *tapping* en stimulant continuellement les points, de haut en bas et de bas en haut, jusqu'à ce que vous ayez retrouvé votre calme.

## La stimulation d'un seul point

Pour les mêmes raisons, vous pouvez ne solliciter qu'un seul point jusqu'à ce que l'émotion se dissipe complètement. Avec l'expérience, vous remarquerez qu'il y a un point de la séquence qui vous est particulièrement profitable. Stimulez ce point favori ou sinon celui de la clavicule dès que quelque chose vous dérange.

## EFT durant la narration d'un épisode traumatisant

Nous passons pas mal de temps à ressasser nos problèmes habituels, racontant nos misères à qui veut bien les entendre, ce qui a pour résultat de les renforcer plutôt que de les éliminer. Pour en finir une bonne fois pour toutes, rien de tel que de les verbaliser en même temps que l'on stimule continuellement les points de la séquence courte d'EFT. C'est un procédé qui s'emploie aussi bien seul qu'en compagnie d'un auditoire.

La narration doit se faire avec le maximum d'émotions, dans sa version la plus négative possible. Racontez tout ce qui vous passe par la tête pendant que vous effectuez vos rondes sans vous arrêter. Vous pouvez aussi ne stimuler qu'un seul point, soit votre favori, le point Gamut sur le dessus de la main, ou celui de la clavicule. Vous supprimerez ainsi les blocages d'énergie qui sont la véritable cause de votre mal-être.

Faites-en autant lorsque vous entendez des gens se lamenter sur leurs malheurs. Vous leur apporterez un réconfort important sans avoir à les convertir à EFT, et protégerez par la même occasion votre propre système énergétique de ces épanchements de négativité.

## EFT à distance

La véracité d'un monde énergétique où tout est lié ensemble se montre clairement lorsque l'on effectue EFT à distance. Nous pouvons ainsi faire taire les aboiements d'un chien dans le voisinage, les hurlements d'un enfant dans un avion ou calmer la détresse d'un ami. Ceci s'accomplit de deux façons possibles : soit en exécutant les rondes de *tapping* sur soi-même, se mettant momentanément à la place de la personne ou de l'animal, ou soit par la stimulation imaginaire des points de *tapping* sur leur corps.

Certains se demanderont si nous avons le droit d'interférer dans la vie des autres à leur insu. Ce à quoi Gary Craig, le fondateur d'EFT, répond que nous ne demandons la permission de personne pour juger les gens ou nous mettre en colère contre eux, des situations qui les atteignent aussi sûrement que nos bonnes intentions !

Pour soulager la détresse émotionnelle (chagrin, colère, peur, etc.) de quelqu'un, faites des rondes d'EFT en imagination sur son corps, du début du sourcil au point sous la poitrine, de haut en bas et de bas en haut continuellement, pendant qu'il vous raconte ce qui se passe dans sa vie. Si la situation a lieu au téléphone, stimulez continuellement ces mêmes points, mais cette fois sur votre corps.

Pour calmer les pleurs d'un enfant, par exemple dans un avion ou les aboiements d'un chien chez le voisin, imaginez que vous lui parlez tout en stimulant les points d'intervention sur son corps ou sur le vôtre, utilisant des phrases de mise en scène telles que : « Même si tu me casses les oreilles avec tes hurlements, je t'accepte complètement », avec le rappel : « Ces hurlements » ou « Même si tes parents n'arrivent pas à te calmer, je t'accepte complètement », avec le rappel : « Cette faiblesse de tes parents », ou encore avec la méthode de Choix du D$^{r}$ Carrington (Voir Annexe IV) : « Même si tu continues à hurler, je choisis de ne plus entendre tes hurlements » avec les rappels suivants : « Ces hurlements » et « Je choisis de ne plus entendre tes hurlements ».

# ANNEXE – IV

Les variantes d'EFT selon le Dr Patricia Carrington et Richard Ross

Ces deux méthodes sont fondées sur EFT et elles utilisent les mêmes points de *tapping*. La différence repose sur l'exécution du traitement. Le procédé offert par le Dr Carrington s'effectue par séries de trois rondes complètes d'EFT et il s'agrémente d'un choix positif qui s'introduit dans la phrase de mise en scène. Celui de Richard Ross est davantage un traitement de routine, opérant de profonds changements quand il est fait quotidiennement. Ce procédé agit sur l'ensemble des méridiens, au cours d'une application qui incorpore une phrase établie d'avance à chaque point de *tapping*. C'est un moyen de purification générale du système énergétique sans qu'on ait besoin de s'adresser à des problèmes personnels précis, comme il faut le faire avec EFT.

## *La méthode « de Choix » du Dr Patricia Carrington (The Choices Method)*

Le Dr Carrington offre la possibilité d'obtenir un certificat EFT assujetti aux vidéos d'apprentissage de Gary Craig (*www.eftcertificate.com*) ainsi qu'une dépêche cybernétique gratuite à laquelle vous pouvez souscrire en vous rendant sur un autre des ses sites Internet *www.eft-innovations.com* (notez le tiret qui se trouve dans l'adresse).

La variante d'EFT du Dr Carrington comporte la formulation d'un choix positif que l'on introduit dans l'étape de mise en scène, en substitution de la phrase standard : « Je m'accepte complètement ». Ce choix positif se place immédiatement après l'annonce du problème et il débute toujours par les mots : « Je choisis », suivis d'une phrase qui exprime très précisément ce que l'on préférerait avoir à la place de nos contrariétés, généralement l'opposé du problème en question. Un mécanisme naturel se met alors en marche où chaque fois que l'on pense à son problème, la préférence se fait entendre aussi, produisant l'attitude souhaitée ou les changements désirés, souvent très rapidement.

La bonne désignation du choix est essentielle et elle demande un peu d'habileté. Nous sommes nombreux à pouvoir décrire nos problèmes dans le détail, mais aussi à rester sans voix dès qu'il s'agit de dire ce que l'on souhaiterait plutôt avoir. Nous avons généralement une vue très limitée de nos possibilités, aveuglés par l'énormité de nos blocages. Mais obligés de choisir une alternative positive en utilisant la méthode de Choix du Dr Carrington, nous sommes poussés à voir plus loin que le bout de notre nez. La vraisemblance du choix ne doit pas entrer en ligne de compte. Ce qui importe, c'est qu'il soit plaisant et que son évocation produise un sentiment de liberté intérieure. En voici quelques exemples :

« Même si j'ai subi ces dégâts, *je choisis de remplacer très vite ce que j'ai perdu par des biens autrement plus avantageux et satisfaisants à long terme.* »

« Même si je regrette ma décision d'être parti, *je choisis de savoir que mon départ m'est en fait très bénéfique et que je ne pouvais pas prendre de meilleures décisions.* »

« Même si je ne vois pas de solution à l'indifférence de mon mari, *je choisis de me sentir aimée des gens que j'aime et de me sentir importante dans leur vie.* »

« Même si je n'ai rien de joli à porter à cette soirée, *je choisis de me sentir resplendissante de beauté malgré tout* ! »

« Même si je suis terrifié à l'idée de ce rendez-vous de demain, *je choisis de me sentir tout à fait à l'aise et à la hauteur de ce que l'on attend de moi.* »

L'application de la méthode de Choix s'effectue ensuite en trois rondes successives d'EFT qui constituent une séance complète de traitement. Voici la description détaillée du procédé avec le problème : « Même si j'ai subi ces dégâts, je choisis de remplacer très vite ce que j'ai perdu par des biens autrement plus avantageux et satisfaisants à long terme. »

1) Évaluation du niveau de détresse par rapport au problème sur une échelle de 0 à 10 ;
2) Mise en scène d'ETF tout en stimulant le point Sensible ou le point Karaté : Répétez trois fois de suite la phrase complète de mise en scène. Comme ici : « Même si j'ai subi ces dégâts, je choisis de remplacer très vite ce que j'ai perdu par des biens autrement plus avantageux et satisfaisants à long terme ».
3) Première ronde : Celle-ci s'effectue en utilisant uniquement le rappel du problème à chaque point de la séquence standard d'EFT.
   - Sourcil : ces dégâts ;
   - Coin de l'œil : ces dégâts et ainsi de suite.
4) Deuxième ronde : celle-ci s'effectue immédiatement après la première (sans réévaluation du niveau de détresse) en utilisant uniquement le rappel de l'alternative choisie.
   - Sourcil : je remplace très vite ce que j'ai perdu par des biens autrement plus avantageux et satisfaisants à long terme ;

- Coin de l'œil : je remplace très vite ce que j'ai perdu par des biens autrement plus avantageux et satisfaisants à long terme, et ainsi de suite.

5) Troisième ronde : celle-ci s'effectue en alternant le rappel du problème et l'option positive à chaque point.
   - Sourcil : ces dégâts ;
   - Coin de l'œil : je remplace très vite ce que j'ai perdu par des biens autrement plus avantageux et satisfaisants à long terme ;
   - Sous l'œil : ces dégâts et ainsi de suite, on termine toujours la ronde sur l'option positive au point sous la poitrine en utilisant la séquence courte ou au point Karaté en se servant de la séquence longue (dans ce cas, durant la phase du point Gamut, on continue à introduire le rappel du problème qui est stipulé au point précédent).

6) Nouvelle évaluation du niveau de détresse et reprise des trois étapes de la méthode jusqu'à ce que l'option positive devienne émotionnellement un « pourquoi pas ? ». Une alternative qui se fait vraisemblable avec un peu de chance. Et la chance, c'est exactement ce qui se qui produit quand nos blocages intérieurs ont disparu.

### *La Méthode « Guérison par la libération émotionnelle » de Richard Ross*

Cette méthode se nomme « Emotional Freedom and Healing » en anglais. Richard Ross offre sur son site Internet (*www.emotionalfreedom.com*), un programme très poussé d'apprentissage des meilleures techniques énergétiques en vigueur actuellement, la sienne incluse, dont l'exercice proposé plus loin est un petit aperçu. Il donne ses cours par conférences téléphoniques, présentant également des sessions de groupe consacrées à des problèmes spécifiques (argent, relations affectives, etc.). Il produit aussi deux fois par mois une dépêche cybernétique comprenant un exercice énergétique nouveau à chaque édition.

### Routine de clarification des blocages énergétiques

Commencez par respirer lentement et bien en profondeur pour vous détendre. Ce procédé de routine quotidienne ne prend que quelques minutes, mais il demande un certain recueillement pour produire les transformations intérieures voulues.

**Mise en scène** (dire la phrase trois fois en stimulant le point Sensible, de préférence tout haut):

« Je m'accepte complètement, même s'il y a des clauses en moi qui m'empêchent de progresser et de réussir ma vie comme je le souhaite vraiment. »

Tenir le point en prenant une respiration profonde.

**Le point Karaté** (dire la phrase trois fois de suite, de préférence tout haut):

« Je me libère à présent de tout ce qui bloque mon essor et les bienfaits nécessaires à mon épanouissement. »

Tenir le point en prenant une respiration profonde.

**Sourcil** (dire la phrase une fois, de préférence tout haut):

« Je me libère à présent de tout ce qui me maintient dans un état d'adversité et de souffrance. »

Tenir le point en prenant une respiration profonde.

Coin de l'œil (dire la phrase une fois, de préférence tout haut):

« Je me libère à présent de tout ce qui me maintient dans un état de manque et de privation. »

Tenir le point en prenant une respiration profonde.

**Sous l'œil** (dire la phrase une fois, de préférence tout haut) :

« Je me libère à présent de tout ce qui me maintient dans un état d'hésitation et de confusion. »

Tenir le point en prenant une respiration profonde.

**Sous le nez** (dire la phrase une fois, de préférence tout haut) :

« Je me libère à présent de tout ce qui me maintient dans un état d'impuissance et de résignation. »

Tenir le point en prenant une respiration profonde.

**Creux du menton** (dire la phrase une fois, de préférence tout haut) :

« Je me libère à présent de tout ce qui me maintient dans un état de culpabilité et de honte. »

Tenir le point en prenant une respiration profonde.

**Clavicule** (dire la phrase une fois, de préférence tout haut) :

« Je me libère à présent de tout ce qui me maintient dans un état de peur et d'anxiété. »

Tenir le point en prenant une respiration profonde.

**Sous le bras** (dire la phrase une fois, de préférence tout haut) :

« Je me libère à présent de tout ce qui me maintient dans un état de tristesse et d'accablement. »

Tenir le point en prenant une respiration profonde.

**Sous le sein** (dire la phrase une fois, de préférence tout haut) :

« Je me libère à présent de tout ce qui me maintient dans un état de colère et de frustration. »

Tenir le point en prenant une respiration profonde.

**Sur la tête** (poser la main à plat sur la tête et dire la phrase suivante une fois, de préférence tout haut) :

« J'ai droit maintenant à un profond bien-être dans ma vie et je consacre mon énergie retrouvée au déploiement complet de toutes mes capacités de réalisation personnelle. »

Tenir le point en prenant une respiration profonde.

**Protubérance occipitale** (choisissez une ou plusieurs phrases parmi la liste suivante ou créez vos propres attestations selon vos désirs personnels et répétez-les trois fois de suite, si possible tout haut) :

« Je découvre chaque jour davantage toute l'étendue de mes compétences que je suis maintenant en mesure d'exprimer pleinement. »
« Je prends de mieux en mieux conscience de mes innombrables qualités. »
« Ma vie est une source de profonde satisfaction dans tous les domaines. »
« Je suis émerveillé par toutes les bonnes opportunités qui se présentent à moi. »
« Les changements que je souhaite se produisent d'une manière facile et agréable. »
« Je reçois toute l'aide matérielle et le support émotionnel dont j'ai besoin. »
« Mon existence se métamorphose au-delà de mes plus grandes espérances. »
« De nouvelles possibilités financières m'apportent une très grande sécurité matérielle. »
« Des circonstances surprenantes me propulsent dans l'abondance financière. »
« Je me sens protégé, aimé et respecté. »

« Ma vitalité et mon optimisme augmentent de jour en jour ».
« Je vois les choses sous un angle différent qui m'apporte une grande sérénité. »
« Je consens à ressentir la joie et le bonheur auxquels j'ai pleinement droit. »
« Je me sens complètement en sécurité partout où je me trouve. »
« Je récolte à présent tous les bienfaits qui me sont dus. »
« Mes occupations de travail me passionnent et elles sont très lucratives. »
« Je sais qu'il m'est possible d'améliorer grandement mon existence. »
« J'ai plein d'idées nouvelles et j'ai les moyens de les mettre en pratique. »
« Je vois clairement ce que je veux et j'ai le pouvoir de réaliser mes ambitions. »
« Je suis les élans de mon cœur et je mène mes projets comme je l'entends. »
« J'ai le courage d'effectuer les transformations que je désire. »
« Ma vie prend un essor fabuleux grâce aux techniques de *tapping* !

# ANNEXE – V

Les méridiens du corps et leurs fonctions émotionnelles

Bien qu'il ne soit pas nécessaire de connaître quoi que ce soit sur les méridiens du corps pour pratiquer EFT, si ce n'est l'emplacement précis des points dont on se sert pour faire son *tapping*, voici une rapide introduction pour ceux que le sujet intéresse malgré tout.

Les méridiens forment un réseau de canaux qui transportent l'énergie à travers tout le corps. Il y en a quatorze en tout. Douze d'entre eux passent par des organes et viscères dont ils empruntent le nom et se présentent par couples Yin/Yang de chaque côté du corps, symétriquement. Les deux autres sont unilatéraux et ils ne suivent pas l'horloge des « marées » propre aux couples. Les points à la surface servent aussi de portails par lesquels l'énergie environnante pénètre dans le corps et en ressort dans un va-et-vient continuel.

Les méridiens forment un ensemble intimement uni. Chacun d'eux est en fait le segment particulier d'une seule et même « rivière d'énergie » (aux nombreux affluents) qui s'enfonce et remonte à la surface du corps où elle change de polarité Yin/Yang. Les points de *tapping* d'EFT sont localisés à ces endroits d'inversion de polarité et ils dispensent un traitement complet de tous les méridiens. Notre santé physique et émotionnelle dépend du bon mouvement de l'énergie dans ce système de transport. Un flot trop rapide, trop lent, rompu quelque part, voire qui circule dans le mauvais sens, est le fondement de notre mal-être.

Ce concept se résume dans la phrase modèle d'EFT : « Toutes les émotions négatives sont dues à une perturbation dans le système énergétique du corps », émotions qui jouent sur notre santé physique puisqu'il n'existe aucune séparation entre le corps et l'esprit. Avec EFT, une douleur physique peut se résorber en soignant une affliction émotionnelle et inversement. C'est la raison pour laquelle on s'attache de près aux sensations physiques au cours des séquences de *tapping*. Il se produit d'ailleurs souvent un phénomène curieux durant lequel les douleurs physiques commencent à se promener à travers tout le corps. Des douleurs que l'on « chasse » alors à coup de rondes d'EFT, pour le plus pur soulagement de nos souffrances émotionnelles.

Il faut vingt-quatre heures à l'énergie pour faire un tour complet du corps. Chaque tronçon s'effectue sur une durée de deux heures, période durant laquelle l'énergie y est la plus active. L'énergie est de nature Yin quand elle traverse un organe (cœur, rate-pancréas, poumons, reins, foie) ou Yang quand ce sont des viscères (gros intestin, intestin grêle, estomac, vessie, vésicule biliaire). Le méridien prend le nom de la localité qu'il parcourt en s'imbibant de la personnalité énergétique de l'Élément auquel il est associé et auquel est attribué un couple organe/viscères :

Le Bois gouverne le foie et la vésicule biliaire.
Le Feu gouverne le cœur et l'intestin grêle (et de surcroît le couple maître cœur – Yin / triple réchauffeur – Yang).
La Terre gouverne la rate-pancréas et l'estomac.
Le Métal gouverne les poumons et le gros intestin.
L'Eau gouverne les reins et la vessie.

L'horloge d'activité des méridiens se présente de la manière suivante :
1h/3h : Yin – Bois – foie
3h/5h. : Yin – Métal – poumons
5h/7h. : Yang – Métal – gros intestin
7h/9h : Yang – Terre – estomac
9h/11h : Yin – Terre – rate-pancréas
11h/13h :Yin – Feu – cœur
13h/15h : Yang – Feu – intestin grêle
15h/17h : Yang – Eau – vessie
17h/19h : Yin – Eau – reins
19h/21h : Yin – Feu – maître cœur (circulation/sexe)
21h/23h : Yang – Feu – triple réchauffeur (Thyroïde)
23h/1h : Yang – Bois – vésicule biliaire

Le canal central, de nature Yang (aussi appelé le méridien « Curieux »), en association avec le canal gouvernant, de nature Yin, forment un couple à part et ils sont unilatéraux. Le premier contrôle les méridiens Yin et le second contrôle les méridiens Yang.

## Fonctions émotionnelles des méridiens selon les points de *tapping* d'EFT

### *Le point Sensible*

Ce point par lequel débutent les séquences d'EFT (à moins d'avoir une préférence pour le point Karaté) n'est pas situé sur le réseau des méridiens bien que sa stimulation contribue à les rééquilibrer en révisant leur polarité Yin/Yang. C'est un point situé le long du système lymphatique dont la sensibilité dénote un engorgement, qu'une stimulation régulière fait généralement disparaître. Ce point est utile à l'affranchissement des « inversions psychologiques », pactes instaurés avec le subconscient en faveur d'une protection nécessaire à un certain moment mais qui pose de sévères restrictions à présent.

*Le point Karaté*

Méridien : intestin grêle (couplé au méridien du cœur)
Élément : Feu

Visée émotionnelle : autre point de choix (avec le point Sensible) pour l'affranchissement des « inversions psychologiques ». De surcroît, sa stimulation calme les appréhensions, l'anxiété, le trac, chasse les sentiments de tristesse et de découragement, le pessimisme, le manque de confiance (en soi, les autres, la vie ...) et libère du besoin de rester absorbé dans ses problèmes. Il développe les capacités intellectuelles et il améliore la perspicacité.

*Sourcil*

Méridien : vessie (couplé au méridien des reins)
Élément : Eau

Visée émotionnelle : libérations des peurs viscérales et de l'inhibition de l'action. Résout la stagnation et les frustrations. Développe la force intérieure, l'intuition, améliore le ressenti des émotions, il donne de l'ambition et le courage d'effectuer les changements qui remettent sur le « droit chemin », celui qui nous permet d'exprimer librement nos talents innés.

*Coin de l'œil*

Méridien : vésicule biliaire (couplé au méridien du foie)
Élément : Bois

Visée émotionnelle : libération des sentiments de rage, de haine, des rancunes obsessionnelles et du besoin de vengeance. Résout l'excessif et l'agité. Développe une vue juste sur l'ensemble des choses, améliore l'expression constructive de la colère, aide à prendre des décisions réfléchies, à mettre ses idées en pratique, à se tourner vers l'avenir, fort des expériences passées.

*Sous l'œil*

Méridien : estomac (couplé au méridien rate-pancréas)
Élément : Terre

Visée émotionnelle : libération des attachements excessifs, des soucis obsessionnels, des idées fixes. Résout le vide que l'on porte en soi, l'insatisfaction profonde, le manque de confiance dans l'avenir. Développe la juste expression des sentiments affectifs, améliore la bonne assimilation des expériences, ouvre l'esprit aux connaissances nouvelles, aide à donner et à recevoir de manière équilibrée et à se sentir profondément satisfait.

*Sous le nez*

Méridien : canal gouvernant (couplé au canal central). De nature Yin, il n'est lié à aucun Élément, mais gouverne tout le réseau Yang des méridiens.

Visée émotionnelle : libération de la timidité, de la modestie excessive, de la honte de soi, des retenues maladives. Résout la gaucherie, la gêne de se montrer aux autres, la peur de parler en public. Développe le caractère et l'originalité personnelle, améliore l'aisance en société et donne l'audace d'exister à part entière sans se soucier de ce que les autres pensent de soi.

*Creux du menton*

Méridien : canal central (couplé au canal gouvernant). De nature Yang, il n'est lié à aucun Élément mais il gouverne tout le réseau Yin des méridiens.

Visée émotionnelle : libération des sentiments d'échec et de culpabilité. Éloigne les regrets et des remords, résout l'accablement, la désolation et les tourments. Améliore les possibilités d'oubli et de pardon. Soulage du besoin de réprimer ceux qui nous ont fait du mal ou de se punir soi-même. Il aide à accepter les choses telles qu'elles sont. Développe la volonté d'aller de l'avant.

*Clavicule*

Méridien : reins (couplé au méridien de la vessie).
Élément : Eau

Visée émotionnelle : libération des peurs qui empêchent d'avancer dans la vie et de vivre une existence paisible. Délivre des névroses d'angoisse, des phobies (terreur de la solitude, de la foule, des hauteurs, etc.). Réduit l'épouvante, l'agitation et l'affolement. Prenez l'habitude de stimuler ce point du bout des cinq doigts quand une émotion forte vous submerge (une envie de pleurer, une grande inquiétude pour quelqu'un, une immense colère, une peur panique, etc.) ; vous effectuerez ainsi un rapide retour au calme.

*Sous le bras*

Méridien : rate-pancréas (couplé au méridien de l'estomac)
Élément : Terre

Visée émotionnelle : libération des sentiments qui empêchent d'assimiler les nombreuses joies de l'existence. Réduit le pessimisme, le défaitisme, l'accablement, l'amertume, l'ennui, le renoncement et toutes ces idées qui répriment les plaisirs et la satisfaction. Accroît la confiance en soi, donne de l'espoir en fortifiant les sensations de contentement.

*Sous le sein*

Méridien : foie (couplé au méridien de la vésicule biliaire)
Élément : Bois

Visée émotionnelle : libération du désarroi, de la confusion et des tergiversations intérieures. Réduit les doutes, l'irrésolution et l'étroitesse d'esprit qui condamnent à la stagnation, source de frustration et de colère. Facilite la revue saine des situations avec une juste appréciation des faits. Aide à élaborer des plans d'action, à prendre des décisions importantes et à effectuer des changements en toute connaissance de cause.

*Le pouce*

Méridien : méridien des poumons (couplé au méridien du gros intestin)
Élément : Métal

Visée émotionnelle : libération des afflictions profondes, des peines qui tournent à l'obsession. Réduit la souffrance intérieure, l'inclination au malheur, les sensibilités extrêmes et la bonté à outrance (au risque de s'y perdre). Soigne les plaies intérieures laissées par des événements tragiques et les séquelles des sévices émotionnels qui nous ont été infligés. Délivre du besoin de conserver un souvenir dans la tristesse ou de rester lié au passé par souci de châtiment.

*L'index*

Méridien : gros intestin (couplé au méridien des poumons)
Élément : Métal

Visée émotionnelle : libération intérieure par l'absolution des offenses. Réduit le besoin de ressasser les griefs et de rester accroché aux misères du passé. Élimine la rigidité de pensée et l'inflexibilité des rancunes. Facilite une clémence qui s'installe d'elle-même dès que nos plaies intérieures sont pansées et le pardon que l'on s'accorde à soi-même aussi pour toutes nos fautes passées et nos erreurs de parcours.

*Le majeur*

Méridien : maître cœur/circulation-sexe (couplé au triple réchauffeur)
Élément : Feu

Visée émotionnelle : libération des sentiments d'infériorité et du manque de confiance en soi. Réduit l'esprit de soumission et les conformités de tutelle. Délivre du besoin de se tenir sous le joug des autres. Facilite l'indépendance et l'expression libre de sa propre personnalité. Donne de l'enthousiasme, excite les passions tout en protégeant des excès, et soigne les problèmes liés à la sexualité.

L'annulaire est lié au méridien de l'intestin grêle, mais il est omis dans la séquence d'EFT, car sa fonction est identique à celle du point Karaté.

*L'auriculaire*

Méridien : méridien du triple réchauffeur (couplé au maître cœur)
Élément : Feu

Visée émotionnelle : libère du besoin de se tenir en retrait, tout comme la nécessité de se faire remarquer à tout prix. Idéal pour ceux qui feraient bien de sortir de leur trou pour améliorer leurs finances, se faire des amis ou dénicher l'âme sœur ; la stimulation de ce point réduit les peurs liées au grand monde d'où nous puisons toutes nos ressources matérielles et affectives.

*Le point Gamut*

Méridien : triple réchauffeur (couplé au maître cœur)
Élément : Feu

Visée émotionnelle : délivre de l'emprisonnement dans lequel les certitudes enferment. La stimulation de ce point accroît les capacités à ouvrir son cœur (donner et recevoir de l'affection et de l'amour) et réduit les besoins d'isolement et de claustration conduisant à se sentir rejeté et abandonné des autres. Calme aussi les douleurs physiques et les sentiments dépressifs.

# ANNEXE – VI

Localisation des secteurs du Bagua selon le Pr Lin Yun

La localisation des neuf secteurs du Bagua s'effectue traditionnellement selon leur emplacement directionnel, ce qui nécessite de savoir où se trouve le nord et ainsi de suite. Il existe cependant un moyen différent qui ne fait pas cas de ces positions cardinales. Il s'agit de la méthode enseignée par le Professeur Lin Yun, fondateur de l'Ordre des Bonnets Noirs.

Lors de la parution de son premier ouvrage (écrit en collaboration avec Sarah Rossbach) vers la fin des années quatre-vingt, très peu de gens connaissaient le Feng Shui hormis les Orientaux et ce sont indéniablement le Pr Yun et Sarah Rossbach qui lui ont ouvert les portes à travers le monde.

Une vaste ouverture à travers laquelle se sont vite engagés d'autres experts, néanmoins souvent opposés à cette version modernisée du Feng Shui dans laquelle le dévot exerce une fonction prépondérante. En effet, le placement d'objets symboliques dans les secteurs du Bagua s'y exécute au cours d'une pause méditative, accentuée d'une gestuelle et d'une ponctuation sonore particulières dont le but est de faire connaître ses intentions aux forces surnaturelles.

Les spécialistes du Feng Shui Classique trouvent cet aspect intentionnel absurde et ils contestent sévèrement son mysticisme, objectant que le Feng Shui n'est nullement religieux.

D'après eux, le Feng Shui (et ses bons résultats) repose uniquement sur l'harmonie des formes, l'équilibre du Yin et du Yang et la présence bien établie des cinq Éléments dans chaque secteur du Bagua, et cela, strictement en fonction des directions cardinales. Or, Lin Yun n'y accorde pas la moindre attention. Dans sa méthode, les secteurs « tombent » toujours aux mêmes endroits, selon la position de l'entrée principale du lieu observé. De ce fait, et autre sujet de discorde, la dénomination des secteurs ne réfléchit plus l'énergie intrinsèque à sa localité traditionnelle.

Depuis le temps qu'il existe, le Feng Shui a donné naissance à différentes écoles qui ont toutes fait leurs preuves, y compris la version modernisée du Pr. Lin Yun. L'important, c'est de choisir la méthode que l'on préfère et de s'y tenir à travers l'étendue complète d'un espace afin que l'assemblage des cinq Éléments y soit cohérent.

Mise à part cette variante concernant l'emplacement traditionnel des secteurs du Bagua et son penchant pour les rituels mystiques, la méthode du professeur Lin Yun suit en tout point les règles ancestrales du Feng Shui. La procédure présentée dans cet ouvrage pour identifier les secteurs du Bagua suit les directions cardinales, car le Feng Shui traditionnel s'est avéré plus simple à mettre en pratique, sans confusion ni égarement dans l'organisation de l'espace. Cependant, dès que l'on a mémorisé la formule du Professeur Lin Yun, celle-ci offre l'avantage de pouvoir procéder au Feng Shui n'importe où sans besoin d'identifier les positions cardinales.

## Explication de la méthode du Pr. Lin Yun

Pour apprendre le plus facilement possible, dessinez une pièce carrée ou rectangulaire sur une feuille de papier et placez une porte sur le mur en bas du plan (n'importe où).

Divisez ensuite cet espace en une grille de neuf zones identiques. Pour cela, tracez deux lignes verticales et deux lignes horizontales à intervalles réguliers à l'intérieur du plan. Vous obtenez ainsi trois zones le long de chaque mur et une zone centrale. Ce sont les neufs secteurs du Bagua qui se logent à l'intérieur de la pièce.

| | | |
|---|---|---|
| « Richesses et Prospérité » | « Prestige et Renommée » | « Amour et Relations » |
| « Santé et Famille » | « Soi » | « Créativité et Enfants » |
| « Sagesse et Connaissances » | « Occupations » (Chemin de vie) | « Bienveillance et Voyages » |

Pour identifier les secteurs, inscrivez le nom de chacun dans sa zone respective en commençant par la rangée du bas (où se trouve la porte). Au coin à gauche « Sagesse et Connaissances », au milieu « Occupations », au coin à droite « Bienveillance et Voyages ». À la rangée du dessus, notez dans la zone à gauche « Santé et Famille », au milieu « Soi », à droite « Créativité et Enfants ». Dans la rangée du haut, notez au coin gauche « Richesses et Prospérité », au milieu « Prestige et Renommée », au coin droit « Amour et Relations ».

Voilà, il ne vous reste plus qu'à mémoriser le nom et l'emplacement de ces neufs secteurs pour pouvoir les situer n'importe où, dès l'instant où vous partez de la porte d'entrée principale du lieu observé. De cette manière, vous aurez toujours le secteur « Richesses et Prospérité » au fond et à gauche de l'espace, « Prestige et Renommée » au fond au milieu, et « Amour et Relations » au fond et à droite. Et ainsi de suite en suivant la grille complète du Bagua.

La porte d'entrée donne toujours dans l'un des secteurs du bas du Bagua (« Sagesse et Connaissances », « Occupations » ou « Bienveillance et Voyage »), voire à cheval entre deux. Le Feng

Shui se poursuit ensuite exactement de la manière détaillée dans ce livre, adhérant aux mêmes principes pour la rectification et le maintien harmonieux du flot énergétique à travers les habitations.

# Épilogue

Si je peux parler d'EFT avec tant d'assurance, c'est que j'en ai fait moi-même l'expérience sur des peurs débilitantes et des problèmes dont je n'arrivais pas à me débarrasser autrement. Et j'en ai constaté les effets heureux sur bon nombre d'autres gens aussi, clients ou amis. EFT nous a rapidement, et surtout très facilement, sortis de difficultés qui nous empoisonnaient la vie depuis longtemps.

J'ai été amenée à faire la connaissance d'EFT parce que le Feng Shui, bien que m'apportant beaucoup, ne répondait pas à toutes mes attentes. Je le trouvais efficace et inopérant à la fois, sans savoir pourquoi. J'ignorais alors que certains de nos ennuis répondent à des besoins profonds. Ils ont pour cause une entente avec notre subconscient pour nous protéger. Cet état intérieur dont nous n'avons pas conscience, assure la continuité de certains de nos problèmes malgré tous nos efforts pour les éliminer. Il s'agit d'une opposition du subconscient qui refuse d'effectuer les modifications nécessaires à la solution de ces ennuis particuliers et qui va entraver l'efficacité de n'importe quelle modalité de soins, y compris le Feng Shui. Ainsi, la porte d'entrée va rester à moitié bloquée, la chambre va toujours servir de dépotoir ou une image évoquant le dénuement va continuer de trôner au salon.

Moi-même, en dépit de mes connaissances en Feng Shui, je possédais une grande statue de femme, enchaînée de la tête aux pieds par de multiples colliers de coquillages, dans un arrangement décoratif que je trouvais du plus bel effet. J'avais placé cette statue en face de la porte d'entrée et son symbolisme m'échappait complètement. Elle me représentait pourtant clairement avec toutes mes craintes d'avancer dans le monde, des peurs que je croyais disparues, mais qui continuaient à agir à mon insu en limitant mes progrès. J'ignorais qu'il s'agissait d'une protection dont j'avais un besoin vital en raison de croyances restrictives dont EFT m'a débarrassée. La statue a évidemment été dépouillée de ses chaînes et j'avance dorénavant librement dans la direction de mon choix.

Je suis ravie d'avoir ici l'opportunité de vous présenter EFT en union avec le Feng Shui. La courte attention que vous porterez à son apprentissage peut transformer votre existence. En vrai, vous aurez les moyens de changer à près tout ce qui vous déplaît. Nous ne sommes pas des marionnettes sujettes à des forces sur lesquelles nous n'avons aucun pouvoir. Nous possédons les capacités de diriger notre vie comme nous l'entendons. Certes, l'habitude nous manque, mais elle s'acquière en évacuant les données restrictives engrangées dans notre esprit subconscient. C'est ce qu'EFT nous permet d'accomplir par la dissolution des blocages d'énergie qui leur correspondent à travers notre système énergétique.

EFT est une approche révolutionnaire de soins émotionnels qui mérite bien sa popularité. Une renommée qu'elle s'est établie en aidant les gens de manière impensable auparavant. Faites-en l'essai sur tout ce qui vous dérange dans votre vie. Vous avez à portée de la main (c'est le cas de le dire), un instrument aux capacités sensationnelles pour vous aider à améliorer votre vie. J'espère que vous trouverez le temps d'apprendre à le manier (c'est facile) et de penser à vous en servir souvent. Vous en recueillerez une vraie puissance directionnelle sur votre destinée, que je vous souhaite infiniment heureuse et prospère dans un cadre de vie merveilleusement Feng Shui !

Sophie Merle, janvier 2005

**Site officiel d'EFT dirigé par GARY CRAIG**
*www.emofree.com*

Gary Craig y offre gratuitement son manuel EFT, une copieuse littérature et l'abonnement à sa dépêche hebdomadaire. Il propose aussi un vaste choix de CD et vidéos pour un apprentissage d'EFT presque gratuit.

**La Fondation Française EFT dirigée par SOPHIE MERLE**
*www.sophiemerle.com*

Abonnement gratuit au courrir mensuel. Cours d'apprentissage d'EFT, nombreux exercices guidés, exposés des derniers développements dans le domaine des modalités énergétiques.

# Références Internet et bibliographie recommandées


ACEP : *www.energypsych.org*

C'est le site officiel de l'association pour les thérapies Méridiennes (Association for Comprehensive Energy Psychology).

ARENSON, Gloria : M.S., M.F.T.

Auteure du best-seller *Five simple Steps to Emotional Healing – The last self-help book you will ever need*, New York, Simon & Shuster.

BONNELL, Gwenn : *www.tapintoheaven.com*

Auteure de *Foundational Energy Psychology Training Manual*. Elle offre une abondante littérature sur EFT et diverses autres modalités énergétiques, une dépêche cybernétique ainsi qu'un lien pour adhérer à sa liste de soutien « TapintoHeaven » sur *www.yahoogroups.com* .

BRENNAN, Barbara : *www.barbarabrennan.com*

Chercheure mondialement reconnue et auteure de *Guérir par la Lumière* aux éditions Tchou.

BURKE, Charles : *www.sizzlingedge.com*

Site offrant une abondante littérature gratuite sur différents sujets dont EFT.

CALLAHAN, Roger : *www.tftrx.com*

Créateur de « Thought Field Therapy – TFT » dont EFT est issu. Auteur de : *Five Minutes Phobia Cure* (entre autres).

CAPRA, Fritjof : auteur du *Temps du Changement* aux éditions du Rocher. Contient une excellente explication du monde de l'infiniment petit accessible à tous.

CARRINGTON, D^r^ Patricia : créatrice du procédé « The Choices Method » lié à EFT.

Certificat d'apprentissage d'EFT : *www.eftcertificate.com*

Site de soutien EFT : *www.eftsupport.com* / Pour une abondante littérature et un abonnement gratuit à sa dépêche ou pour se procurer son manuel (entre autres) *www.eft–innovations.com* (notez le tiret dans l'adresse).

CONNOLLY, Grant : *www.grant.connolly.com*

Créateur du procédé énergétique « The Zero Point Process » apparenté à BSFF. Vente du manuel sur son site et souscription gratuite à sa liste de soutien « ZeroPointProcess » sur Yahoo !

DURLACHER, D^r^ James : *www.freedomfromfearforever.com*

Auteur de *Freedom From Fear Forever*. Il se spécialise dans l'élimination des phobies avec EFT.

EDEN, Donna : *www.innersource.net*

Pionnière de la médecine énergétique et auteure (entre autres) du best-seller *Energy Medecine*.

ELIUM, Don : *www.donelium.com*

Auteur et thérapeute réputé, il dirige un excellent groupe *www.yahoogroups.com* (BSFF research) auquel Larry Nims (créateur de BSFF) participe.

FLEMING, Tapas : *www.unstressforsuccess.com*

Créatrice de « TAT-Tapas Acupressure Technique », une superbe procédure énergétique (sans *tapping*). Elle offre des sessions vidéo sur son site, dont une gratuitement, liée spécifiquement à l'élimination des traumatismes émotionnels. Elle fait également paraître une dépêche périodique.

GALLO, Fred : *www.energypsych.com*

Auteur de nombreux ouvrages très respectés dont *Energy Psychology*, *Energy Tapping* et *Energy Psychology in Psychotherapy*.

GERVAIS, Louise : *www.wisdomofbeing.com*

Ce site contient la traduction d'une partie du matériel d'apprentissage de Gary Craig.

GORDON, Marilyn : *www.hypnotherapycenter.com*

Auteure de *Extraordinary Healing* (entre autres). Abondante littérature EFT gratuite.

Groupe de soutien d'EFT : *www.yahoogroups.com*

Emotional Freedom Techniques : Tap'nBFree, crée par Dayawanti D'sa (Dayu) et comodéré par Lyn Keller. Excellent support dans l'apprentissage d'EFT.

HARTMANN, Silvia : *www.theamt.com* et *www.sidereus.com*

Auteure prolifique de plusieurs ouvrages dont *Adventure in EFT*. Abondante littérature gratuite sur différents sites avec la possibilité d'adhérer à plusieurs groupes de soutien.

JUPP, Hilary : *www.irishwolfhounds.org*

Un superbe site sur les canidés offrant des informations très poussées sur EFT pour les animaux.

LEDERMAN, Léon : prix Nobel de Physique et auteur d'un ouvrage à lire absolument : *Une Sacrée Particule* aux éditions Odile Jacob.

LOOK, Carol : *www.carollook.com*

Auteure du manuel *How to Lose Weight with Energy Therapy*. Elle se spécialise dans la réduction de l'anxiété, la perte de poids et l'abandon de la cigarette avec EFT.

MENSING, Steve : *www.emoclear.com*

Site très étendu comportant de nombreux exercices énergétiques offerts gratuitement.

MERCOLA. D^r^ : *www.mercola.com*

Médecin et auteur célèbre, le D^r^ Mercola fait paraître une dépêche cybernétique deux fois par semaine à laquelle plus de cent soixante-dix mille personnes sont abonnées. Il fait une promotion très poussée d'EFT.

MOORE-HAFTER, Betty : *www.risingsunhealing.com*

Auteure de *Tapping Your Amazing Potential with EFT*. Elle offre une abondante littérature et une dépêche de soutien à l'apprentissage d'EFT.

MOUNTROSE, Phillip et Jane : *www.gettingthru.org*

Auteurs de *Getting Thru to Your Emotions with EFT*. Abondante littérature gratuite.

NAJEMY, Robert Elias : *www.HolisticHarmony.com*

Il demeure à Athènes en Grèce où il dirige un centre. Il est l'auteur de *Free to be Happy with Emotional Freedom Techniques and Energy Psychology*. Abondante littérature et dépêche gratuites.

NIMS, Larry : *www.besetfreefast.com*

Créateur de « Be Set Free Fast – BSFF », une modalité énergétique étonnante (sans *tapping*). Il offre une abondante littérature et un manuel BSFF écrit en collaboration avec Joan Sotkin.

ODOUL, Michel : auteur de *Dis-moi où tu as mal, je te dirai pourquoi* et *de L'harmonie des énergies* dans la collection Chemins de l'Harmonie aux éditions Dervy.

ROSS, Richard : *www.emotionalfreedom.com*

Créateur d'EF&H (Emotional Freedom and Healing). Il offre une dépêche bimensuelle gratuite et la possibilité d'effectuer des sessions audio sous son égide, donnant un bon aperçu de sa méthode de soins énergétiques apparentée à EFT.

ROTHMAN, Stephanie : *www.lets-talk.com*

Auteure de *3-in-1 Positive Solutions in Energy Therapy*. Littérature EFT gratuite.

SOTKIN, Joan : *www.prosperityplace.com*

Auteure de différents ouvrages, notamment sur EFT et BSFF. Elle se spécialise dans la prospérité et elle offre une abondante littérature, une dépêche et des programmes audio gratuits.

TILLER, William : Chercheur et auteur renommé dont l'un des titres est *Science and Human Transformation : Subtle Energies, Intentionnality, and Consciousness*, Walnut Creek, Calif., Pavior Publications, 1997.

WALLON, Philippe : auteur de *Guérir l'âme et le corps – au-delà des médecines habituelles* aux éditions Albin Michel.

WEBSTER, Maryam : *www.maryamwebster.com*

Elle offre l'abonnement à une excellente dépêche ainsi que de nombreux articles gratuitement.

WELLS, Steve et Dr David Lake : *www.eftdownunder.com*

Créateurs du procédé énergétique « Provocative Energy Techniques-PET » et auteurs de divers ouvrages dont le *Pocket Guide to Emotional Freedom* et *New Energy Therapies*. Ils offrent une abondante littérature sur EFT et une dépêche mensuelle gratuites.

WILBER, Ken : *www.worldofkenwilber.com*

Auteur réputé de nombreux ouvrages dont *Les Trois Yeux de la Connaissance – La Quête du Nouveau Paradigme* aux éditions du Rocher.

YATES, Brad : *www.bradyates.net*

Il offre des sessions vituelles d'EFT sur son site et l'abonnement à une dépêche gratuite.

# Bibliographie et références internet pour le Feng Shui


Association canadienne du Feng Shui : *www.fengshuiassociationofcanada.ca*
Pour trouver des consultants adhérant à différentes écoles de Feng Shui à travers le Canada.

BRAMBLE, Cate : *www.qi-whiz.com*
Elle défend habilement le Feng Shui classique dans un style rempli d'humour. Elle offre une abondante littérature gratuite bien documentée.

COLLINS, Terah Kathryn : *www.wsfs.com*
Auteure de nombreux ouvrages dont le best-seller *The Western Guide to Feng Shui* publié en français sous le titre *Le guide pratique du Feng Shui*, aux éditions Vivez Soleil. Elle est fondatrice de la réputée école « The Western School of Feng Shui » à San Diego en Californie.

DAYAN, Marie-France : *www.fengshuidynamics.net*
Elle est établie dans la province de Québec et elle offre un abonnement gratuit à un bulletin mensuel.

HAI, Yap Chen : *www.ychfengshui.com*
École de Feng Shui classique. Il offre une abondante littérature gratuite sur le sujet.

HARDY, Nicolas : *www.fengshui-traditionnel.com*

Il offre des consultations, des conférences et des séminaires. Abondante littérature gratuite.

KINSTON, Karen : *www.spaceclearing.com*

Auteure des best-sellers : *Creating Sacred Space with Feng Shui* et *Clear Your Clutter with Feng Shui* et en français *L'harmonie de la maison par le Feng Shui : Mieux vivre son espace*. Elle offre des ateliers d'apprentissage à travers le monde.

La méthode du Professeur Lin Yun : *www.btbfengshui.com*

Programmes d'apprentissage avec différents auteurs réputés. Lien avec le temple Lin Yun.

LA SANTÉ DE LA MAISON : *www.maisonsante.com*

Site offrant différents liens pour tout ce qui touche à la santé de l'environnement et de l'habitat.

LAZENBY, Gina : *www.thehealthyhome.com*

Auteure de beaux livres illustrés : *La maison du Feng Shui : décoration du bien-être* et *The Feng Shui House Book*.

Magazine Feng Shui : *www.fengshui-fanzine.co.uk*

Journal traitant de Feng Shui classique, offert gratuitement.

PAWELAK, Lydia : *www.fengshuimontreal.com*

Elle offre des consultations, des formations et des informations sur le Feng Shui en français et en anglais.

RAUCH CARTER, Karen : *www.fengshuipalace.com*

Elle pratique la méthode du Pr Lin Yun. Elle est auteure de *Feng Shui : Transformez votre espace* et de *Move Your Stuff, Change Your Life*. Elle offre une abondante littérature gratuite sur son site.

SANTO PIETRO, Nancy : *www.fengshui-santopietro.com*

Auteure de *Harmony by Design* et *Feng Shui and Health : The Anatomy oy a Home*. Elle se spécialise dans le Feng Shui pour la santé par la méthode du Pr Lin Yun.

SHURETY, Sarah : *www.fengshuisite.com*
Auteure de *Feng Shui for Home* et *Quick Feng Shui Cures*. Elle offre une liste de soutien

SPEAR, William : *www.fortuneblessing.org*
Auteur de *Feng Shui Made Easy : Designing Your Life with the Ancient Art of Placement*.

TOO, Lillian : *www.lillian-too.com*
Auteure de nombreux ouvrages savants magnifiquement illustrés dont *Le Guide illustré du Feng Shui* et *Feng Shui, les secrets de la réussite*. Elle offre des programmes d'apprentissage et un magazine gratuit sur *www.wofs.com*

WEBER, Hélène : *www.fengshui-village.com*
Auteure avec Marianne Garcia-Gour de *Feng Shui questions-réponses* aux éditions Trédaniel. Elle est consultante et offre des formations. Abondante littérature en français et en anglais.

WONG, Eva : *www.shambhala.com*
Auteure de nombreux ouvrages. Une section spéciale lui est attribuée chez l'éditeur Shambhala ; abondante littérature gratuite (en anglais). Les titres traduits en français sont *Leçons approfondies de Feng Shui : Vivre aujourd'hui dans l'harmonie que nous enseigne la sagesse chinoise* et *Harmoniser le Yin et le Yang*.

## Autres excellents titres suggérés en rafale

BRADLER, Christine M. et Joachim A.P. SCHEINER, *Les symboles occidentaux du Feng Shui*.

BROWN, Simon, *Un projet Feng Shui pour chaque week-end*.

CHARLES, Georges, *Le lit du dragon : Le Feng Shui de la chambre à coucher*.

CHAUVIN, Gérard et Patrick GLEMAS, *Jardins Feng Shui*.

FAHROW, Ils Maria, *Le Feng Shui en cuisine.*

LAMBERT, Mary, *100 façons de libérer et purifier votre espace pour un Feng Shui bénéfique.*

PRAT, Georges, *L'architecture invisible.*

ROSSBACH, Sarah et Lin YUN, *Feng Shui et couleurs : l'influence des couleurs sur l'environnement et la vie quotidienne.*

SAINT-ARNAULT, Régine, *Le Feng Shui santé.*

SKINNER, Stephen, *La décoration Feng Shui : le bien-être dans votre maison.*

TSE (Maître), *Objets et astuces pour améliorer votre Feng Shui.*

VIRAG, Alexandra et Bruno COLET, *Feng Shui : force d'harmonie.*

WEBSTER, Richard, *Découvrez le Feng Shui* et *Le Feng Shui au quotidien.*

WOODS, Pamela et John GLOVER, *Gardens for the Soul : Designing Outdoor Spaces Using Ancient Symbols, Healing Plants, and Feng Shui.*

# Table des matières

**Troisième partie**

**Les annexes**